第1招 慧眼识病 第2招 高危人群自测
第3招 多措控糖 第4招 日常监测
第5招 控制饮食 第6招 坚持运动
第7招 选对药物 第8招 祛除“心病”
第9招 中西医结合 第10招 老年糖尿病，注重日常细节

平稳血糖21招

李洪梅 马立萍 王闻博 主编

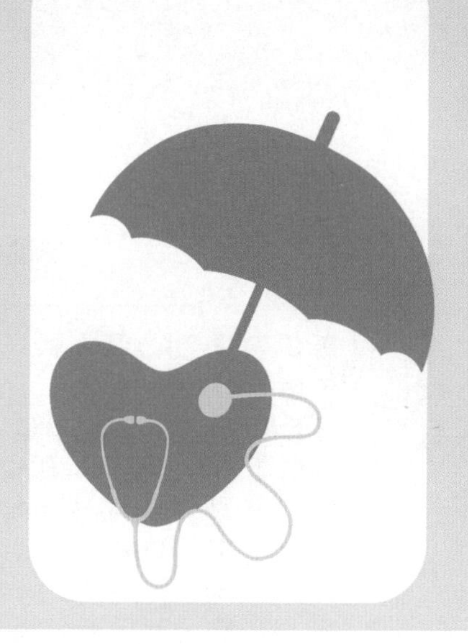

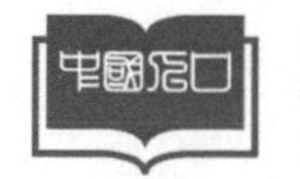

中国人口出版社
China Population Publishing House
全国百佳出版单位

图书在版编目（CIP）数据

平稳血糖21招 / 李洪梅, 马立萍, 王闻博主编.—
北京 : 中国人口出版社, 2023.3

ISBN 978-7-5101-8146-7

Ⅰ. ①平… Ⅱ. ①李… ②马… ③王… Ⅲ. ①糖尿病
－防治 Ⅳ. ①R587.1

中国版本图书馆CIP数据核字（2021）第231879号

平稳血糖21招

PINGWEN XUETANG 21 ZHAO

李洪梅　马立萍　王闻博　主编

责任编辑　张宏君
装帧设计　华兴嘉誉
责任印制　林　鑫　王艳如
出版发行　中国人口出版社
印　　刷　北京尚唐印刷包装有限公司
开　　本　710 毫米 ×1000 毫米　1/16
印　　张　12.25
字　　数　192 千字
版　　次　2023 年 3 月第 1 版
印　　次　2023 年 3 月第 1 次印刷
书　　号　ISBN 978-7-5101-8146-7
定　　价　39.80 元

电子信箱　rkcbs@126.com
总编室电话　(010) 83519392
发行部电话　(010) 83510481
传　　真　(010) 83538190
地　　址　北京市西城区广安门南街 80 号中加大厦
邮政编码　100054

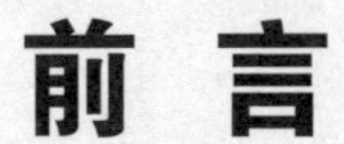

前 言

作为一种慢性病，糖尿病已成为21世纪的流行病，患者群越来越庞大，并呈现出明显的低龄化趋势。世界卫生组织（WHO）的数据显示，全球糖尿病患者的数量从1980年的1.08亿人增加到2014年的4.22亿人，全球18岁以上成人糖尿病患病率从1980年的4.7%增加到2014年的8.5%。为此，世界卫生组织将每年的11月14日定为联合国糖尿病日（2006年底联合国通过决议，从2007年起，将“世界糖尿病日”正式更名为“联合国糖尿病日”），就是为了引起人们对糖尿病的警醒，提高对糖尿病的认识，加强预防和控制。

糖尿病并不可怕，可怕的是其并发症。糖尿病的急慢性并发症高达100多种，几乎可以累及人体所有的器官，且致残、致死率高，是目前已知并发症最多的一种疾病。一个人的血糖水平如果长期处于高位，会导致机体的大血管、微血管受损并危及心、脑、肾、周围神经、眼睛、双足等，极大地影响生活质量和寿命。

糖尿病来势汹汹，不仅与遗传因素有关，更主要的是由不健康的生活习惯所致。因此，家里如果有糖尿病患者，自身也一定要注意预防。

目前，全世界依旧没有彻底根除糖尿病的有效措施，一旦患上糖尿病，患者就需要接受终身治疗。得了糖尿病，对于患者来说苦不堪言，对于家庭来说长期治疗要支出很大一笔费用。

不过，糖尿病是可以预防和控制的，特别是生活方式干预依然是重要的治疗手段。有些血糖水平不太高的2型糖尿病患者，通过生活方式干预可获得相对满意的血糖控制。

糖尿病的治疗目标是通过纠正患者不良的生活方式和代谢紊乱以防止急性并发症的发生和降低慢性并发症的风险。

通过“五驾马车”的综合管理（以糖尿病教育为核心，进行调整饮食结构、合理运动、药物治疗及自我监测）和良好的血糖、血脂和血压等方面的

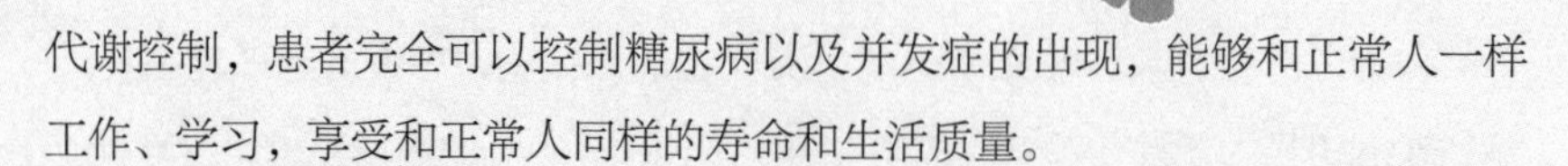

代谢控制，患者完全可以控制糖尿病以及并发症的出现，能够和正常人一样工作、学习，享受和正常人同样的寿命和生活质量。

要想降低自己的血糖水平，除了寻求医生的帮助外，糖尿病患者更要主动行动起来：管住嘴、迈开腿，减小压力，保证睡眠……唯有如此，才能取得明显效果。

本书从如何选择合理的饮食和运动来控制血糖入手，详尽介绍了糖尿病的基本知识以及各类并发症的处置等。全书中西医结合，内容通俗易懂，既可作为糖尿病患者的知识读本，同时也是预防糖尿病的科普读物。这里要特别指出的是，糖尿病主要分为1型糖尿病和2型糖尿病，其中90%的患者患的是2型糖尿病，所以书中大多针对的是2型糖尿病的解决方案。

本书之所以取名“平稳血糖21招”，并不是说采用21种方法就能彻底根除糖尿病，而是指对于大多数患者来说，只要在合理用药的基础上，能从改善饮食结构、控制饭量以及合理运动方面着手，坚持一段时间就会取得明显效果。当然，这中间需要坚强的毅力，付出足够的努力，对于习惯了暴饮暴食、大鱼大肉的人来说，更为不易。对于一些平时不喜欢运动的人来说，坚持每天合理运动也是一件比较头痛的事情。所以，控制血糖绝不能坐而论道，而是要“真刀实枪”地行动起来。

由于医药学知识不断发展变化，患者个体也千差万别，书中可能存在疏漏或不足之处，恳请广大读者提出宝贵意见，以便我们不断修订完善。

目 录

Contents

第1招

慧眼识病

糖尿病的临床表现为多饮、多尿、多食、不明原因的体重下降，可并发眼、肾、神经、心脏、血管等组织的慢性损伤。

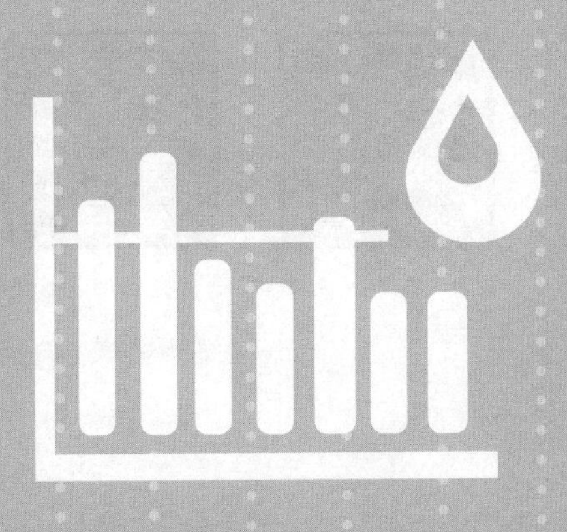

揭开糖尿病的真相

维持我们正常生命活动的基本能量来源是储存于体内的血糖，也就是血液中的葡萄糖。血糖主要来源于食物，我们每天吃的米、面、蔬菜、肉、蛋、奶等食物，在体内经过一系列转化，最终会变为葡萄糖，游离于血液中。

人体的血糖值与饮食密切相关

血液中葡萄糖的浓度叫血糖值，它主要受饮食和运动的影响而有所增减，但正常情况下都是相对稳定的。正常人空腹时的血糖值在3.9～6.1mmol/L（70～110mg/dl），当进餐时血糖值逐渐上升，刺激人体胰腺内的胰岛β细胞分泌胰岛素，餐后1小时（从吃第一口饭时开始计时）血糖最高值7.8～8.9mmol/L（140～160mg/dl），胰岛素分泌量也随之上升，餐后2小时血糖水平恢复正常，胰岛素水平也随之恢复正常。

因此，对于大多数人来说，一天早中晚进餐3次，血糖值也就会出现3次升高。

胰岛素是人体保持血糖正常最重要的激素

过犹不及，血糖值过高或者过低都不利于身体的健康。胰岛素是人体唯一具有降低血糖作用的激素，它的正常分泌和作用可以使血糖维持在正常的范围。

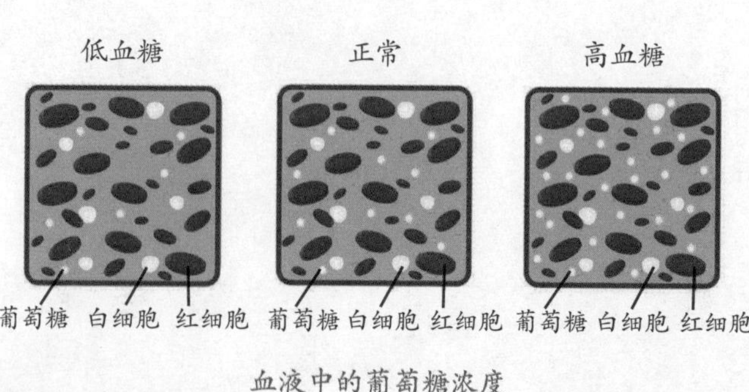

血液中的葡萄糖浓度

胰岛素是由人体胰腺内的胰岛β细胞，受内源性或外源性物质如葡萄糖、乳糖、核糖、精氨酸、胰高血糖素等的刺激而分泌的一种蛋白质激素。胰岛素不能直接发挥作用，必须和细胞上的胰岛素受体结合，并形成胰岛素受体复合物后，才能产生生理效应。胰岛素受体是一种特殊的蛋白，主要分布在肝脏、肌肉、脂肪等组织的细胞膜上，它对胰岛素特别敏感，而且识别性极强。

人们经常将胰岛素比作一把钥匙，把胰岛素受体比作一把锁，只有用胰岛素这把钥匙才能打开胰岛素受体这把锁。胰岛素发挥降血糖的过程就好像用钥匙打开锁，使细胞的大门打开，血液中的葡萄糖迅速进入细胞内并被充分利用，血糖随之下降。胰岛素除了可以降低血糖外，还能够促进糖原、脂肪、蛋白质合成。

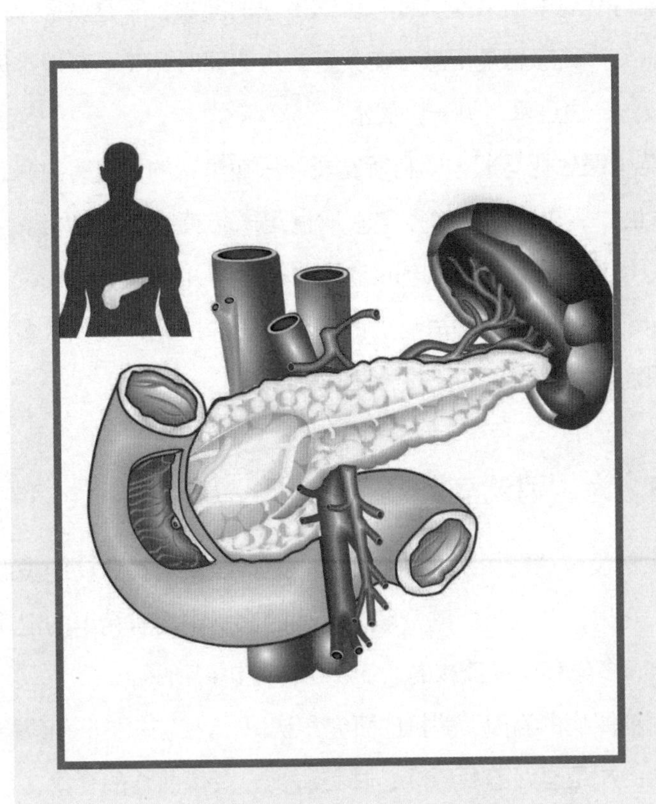

胰腺位于人体胃后下方

身体正常的人在进食以后，体内的血糖会逐渐升高，体内的胰岛素分泌也会随之增多，从而保证血糖下降并维持在正常范围，这样就不会发生糖尿病。糖尿病是因为患者体内的胰岛素分泌相对或绝对不足，影响机体糖代谢的正常进行，从而产生高血糖。

糖尿病临床表现为烦渴以及多饮、多尿、多食、不明原因的体重下降的“三多一少”等症状，可并发眼、肾、神经、心脏、血管等组织的慢性损伤，病情严重时可发生急性代谢紊乱，如酮症酸中毒、高渗性昏迷等。

糖尿病名称的由来

糖尿病一词来自西医，它的英文全称为Diabetes mellitus。两千多年前，古希腊医生阿莱泰乌斯观察到某些患者有多饮多尿的现象，于是就形象地将这种疾病命名为Diabetes，其意思是指患者在频繁饮水的同时，又不断地排尿，人体就如一根水管一般：一边进水，另一边放水。

17世纪，英国医生托马斯·威利斯发现糖尿病患者的尿液有甜味，于是使用mellitus这个术语，意思为“甜如蜜”。18世纪末，英国的约翰·罗洛等医生在世界上首次在医学论文中使用mellitus来描述尿甜，并将其与Diabetes放到了一起，形成Diabetes mellitus（糖尿病）的病名概念。从此，以多饮多尿、尿有甜味为主诉的糖尿病病名就产生了，并一直沿用至今。

中医称之为“消渴病”

中医学中虽然没有“糖尿病”的病名，但是很早就对糖尿病的类似症状有比较全面的认识，它属于“消渴”的范畴，历代的医书中均有精辟的记述。因为患者有多食、多饮、多尿和体重消减的症状，仿佛是饥渴所致。

中医通过对糖尿病的病因、病机的研究和认识，认为其与下列因素有关。

1.饮食因素：凡是喜好醇酒厚味，甘美甜食、炙煿煎炸的食物，都可因过食甘肥而损伤脾胃，运化失职，酿成内热。天长日久，终不免脾胃失调，渐致五脏干燥，燥热炽盛，伤津耗液，阴液干涸而发为消渴。

2.情志因素：精神刺激，或多怒，或极喜，或过悲，或忧思不解，或惊恐不止，忧郁日久，郁而化火，消灼津液，致使阴虚、阳亢、热燥津涸等均可以发为消渴。

3.房劳过度：肾虚在消渴中的地位尤为重要，而房劳是引起肾虚的主要原因。肾精亏虚，阴虚肾燥，或真元匮乏，命门火衰，肾气不固，均可导致消渴。恣情纵欲，老年人肾虚精耗，肾虚则固摄无权，精耗则气不化水，故小便多而消渴。

无论是西医还是中医，从对这种疾病的命名中都很形象地描述了糖尿病的早期症状。

不能仅凭“三多一少”来判断糖尿病

糖尿病初期最典型的表现是“三多一少”症状，即多饮、多尿、多食和体重减轻（或相对减轻）。尽管各种类型的糖尿病出现上述4种主要症状的时间和顺序可能不同，但在各种糖尿病的自然进程中迟早会出现。

“三多一少”症状与血糖水平有关

糖尿病患者之所以会出现“三多一少”症状，这与体内的血糖升高有直接关系。体内的血糖超过正常范围后，机体难以充分利用葡萄糖，特别是肾小球滤出而不能完全被肾小管重吸收，因此形成渗透性利尿，尿量及排尿次数明显增多。

正常人一天24小时的尿量一般为1000～2000ml，排尿次数在4～6次；而糖尿病患者24小时尿量平均为3000～4000ml，甚至能有10000ml以上，每日排尿次数有20余次。

由于尿量增多，体内的水分会随着尿液大量排出，导致血浆渗透压升高，刺激下丘脑，从而引起口渴、多饮的症状。一般人喝水后口渴即可缓解，而血糖高的患者喝水后很快又渴，并伴有焦躁不安的症状，这均与高血糖有关。

由于体内葡萄糖不能被利用，蛋白质和脂肪的消耗就会增多，从而引起乏力、体重减轻；为了补偿损失的糖分，身体总是处于“饥饿”的状态，饭量增大……这种因果循环就形成了独特的“三多一少”症状。

糖尿病患者的多饮、多尿症状与病情的严重程度成正比。另外，值得注意的是，患者吃得越多，血糖就越高，尿中失糖也越多，饥饿感也就越厉害，最终导致恶性循环。

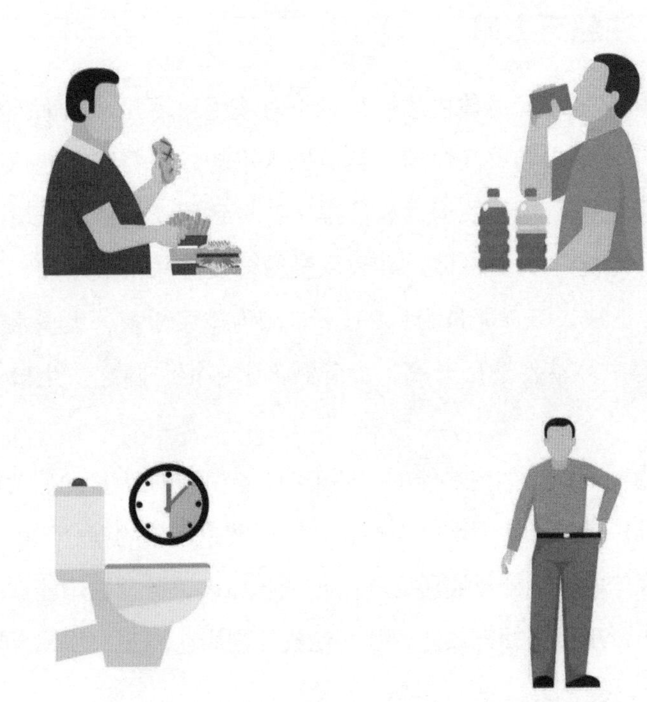

“三多一少”症状：多食、多饮、多尿、体重减轻

单靠“三多一少”容易误诊

随着糖尿病的患病率越来越高，现在很多人对“三多一少”的概念耳熟能详，更有不少人仅凭借“三多一少”的症状来衡量自身是否患上糖尿病，此举存在一定的风险。因为如果身体已经出现了“三多一少”症状，才去医院检查，就会发现血糖值已经很高了，病情也属于比较严重的。实际上，80%的糖尿病患者在患病早期不会出现“三多一少”的症状，而仅表现为身体疲乏或视线模糊、伤口久治不愈等非典型症状。

简而言之，“三多一少”是糖尿病的典型症状，但不是诊断糖尿病的必备条件，若单纯用“三多一少”来判断是否患有糖尿病并不科学，也不利于对血糖的控制，更有可能错过治疗疾病的最佳时期。

要密切注意乏力感

糖尿病的病因是患者身体内的胰岛素相对或绝对不足，从而使机体的正常糖代谢调节失常，结果导致高血糖。当血糖水平超过了肾脏所能承受的最大血糖浓度时，大量的葡萄糖只能通过尿液排出，导致尿液的渗透压增高，肾小管吸收水分减少，带走了大量液体，导致尿量增多及排尿次数增加，每日排尿总量为2～10L（正常人每日尿量为1~2L）。因为排尿增多，大量水分随着尿液从机体流出，导致体液渗透压升高，会刺激渴觉中枢，随之产生口渴及过量饮水的现象。

另外，因为葡萄糖是体内热能的主要来源，多尿造成大量的葡萄糖随着尿液流失体外，为维持机体正常活动的需要，补充尿液中丢失的糖分，就需要多吃食物。但由于患者体内缺乏糖代谢所必需的足量胰岛素，葡萄糖不能被利用，机体需要动员脂肪和蛋白质来补充热能，从而造成体内脂肪和蛋白质消耗增多，最终引起体重减轻及消瘦乏力。

然而，对于不少2型糖尿病的初期患者来说，其病理变化是因为胰岛素抵抗伴有胰岛素相对不足，而并非胰岛素绝对缺乏，患者的体重大多超标属于肥胖型，在很长一段时间内不会表现出任何明显不适或仅出现轻微的乏力感。对于乏力感，大多数人认为是工作压力大所致，不会怀疑是否得了糖尿病。

留意糖尿病的早期表现

一些没有表现出典型症状或无任何症状的糖尿病患者，常常是在很偶然的情况下才发现自己患上了糖尿病，比如常规的体检或因其他疾病检查血糖时才得到诊断。更有甚者，还有一些人从来不体检，也没有偶然抽血化验，这类人群多是由于出现糖尿病慢性并发症的症状去医院就诊时，才最终被确诊为糖尿病。

总之，“三多一少”也不是糖尿病的特异症状，其他类型的疾病有的也会表现出类似的症状，比如高脂血症、高血钙症等都会口渴，慢性肾病可引起多尿等。

对于血糖高或者有糖尿病家族史的高危人群来说，如身体出现下列症状中的一两种，就要引起高度重视，需尽快去医院抽血检查。

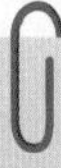

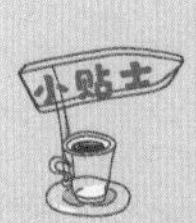

糖尿病的早期表现

1.时常感到身体疲劳、倦怠、虚弱，常有出汗、心悸、颤抖、饥饿感，特别是餐前饥饿难忍及反应性低血糖；

2.下肢、足部溃疡经久不愈；或有反复的皮肤、外阴感染；

3.皮肤擦伤或抓破后不易愈合，或有反复发作的龟头炎、外阴炎、阴道炎等；

4.皮肤感觉异常，四肢麻木、感觉迟钝，有蚁行感，烧灼痛、针刺痛等；

5.近期视力迅速下降或有雾状感，白内障进展迅速。

确诊糖尿病，这些指标是关键

医疗机构对糖尿病的诊疗原则是首先对糖尿病患者进行确诊，了解并记录患者的血糖、糖化血红蛋白、尿糖、尿酮体、尿蛋白、肝肾功能、血脂、血压等基本情况。然后再根据患者的生活环境、心理、并发症、家庭等情况完成糖尿病的综合评估，提出个性化的、完善的治疗方案。与此同时，在治疗的过程中，跟踪并监测患者的血糖情况，及时改善治疗方案。

糖尿病的医学诊断标准

糖尿病的临床诊断主要是以静脉血浆血糖为依据，毛细血管血（多指用家用血糖仪测的手指血）的血糖值仅作参考。化验血糖指标是糖尿病的诊断依据，其中最主要的是糖化血红蛋白（HbA_1c），它是反映既往2～3个月平均血糖水平的指标，用于评估长期的血糖控制状况。

2010年，美国糖尿病学会（ADA）已正式批准糖化血红蛋白可作为糖尿病的一项诊断标准，其具体为：

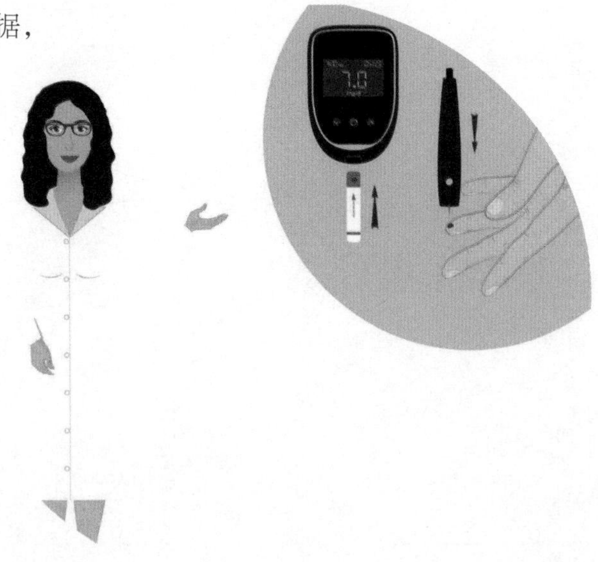

手指尖毛细血管血的血糖值仅作为糖尿病的参考

1.空腹血糖（FPG）≥126mg/dl（7.0mmol/L）；

2.口服糖耐量试验（OGTT）后的2小时（2h）血糖≥200mg/dl（11.1mmol/L）；

3.伴有典型的高血糖或高血糖危象症状的患者，随机血糖≥200mg/dl（11.1mmol/L）；

4.糖化血红蛋白（HbA_1c）≥6.5%。

其中，空腹状态是指至少禁食8小时；随机血糖是指不考虑上次用餐时间，一天中任意时间的血糖，它不能用来诊断空腹血糖受损或糖耐量异常。急性感染、创伤或其他应激情况下可出现暂时性血糖增高，若没有明确的高血糖病史，须在应激消除后复查，以确定糖代谢状态。

我国卫生健康部门的标准是选择空腹血糖、随机血糖筛查，在条件允许的时候，尽可能进行口服糖耐量试验检查。在有严格质量控制的实验室 ，采用标准化方法测定的糖化血红蛋白可作为糖尿病的补充诊断标准。这也是世界卫生组织（1999年）推荐的糖尿病诊断标准。当有典型的糖尿病症状，并符合前者任意一条者即可诊断为糖尿病。无明确的糖尿病症状，需要进行复查。

糖尿病的诊断标准

诊断标准	静脉血浆葡萄糖或糖化血红蛋白
1.糖尿病症状（高血糖所导致的多饮、多食、多尿、体重下降、皮肤瘙痒、视力模糊等急性代谢紊乱表现）加随机血糖	≥11.1mmol/L
或	
2.空腹血糖（FPG）	≥7.0mmol/L
或	
3.口服糖耐量试验（OGTT）2h血糖	≥11.1mmol/L
或	
4.糖化血红蛋白（HbA_1c）	≥6.5%
无糖尿病典型症状者，须改日复查	

注：有典型的糖尿病症状（多饮、多食、多尿、体重减轻等），并符合上述3个条件中任意一条者即可诊断为糖尿病。无明确的糖尿病症状者，只有符合2或3才可作为诊断标准，并且需要在另一天进行复查核实。［据中华医学会糖尿病学分会修订的《中国2型糖尿病防治指南（2020年版）》］

糖调节受损者是糖尿病患者的“后备军”

目前，在已经被确诊为糖尿病的人数激增的同时，还有很多“后备军”，这就是大量血糖升高但未达到糖尿病诊断标准者。他们的空腹血糖、餐后2小时血糖或服糖后2小时血糖介于正常血糖与糖尿病诊断标准之间。糖尿病学界倾向于把这类人称为糖调节受损（IGR）者。糖调节受损是糖尿病的早期临床症状，在这一时期如能给予恰当的干预措施，一部分人能够恢复正常的糖调节状态；如果“放任自流”，约70%的人会转为糖尿病。

人体糖代谢状态分类

糖代谢分类	静脉血浆葡萄糖（mmol/L）	
	空腹血糖	口服糖耐量试验2h血糖
正常血糖（NGR）	<6.1	<7.8
空腹血糖受损（IFG）	6.1～<7.0	<7.8
糖耐量异常	<7.0	≥7.8，<11.1
糖尿病（DM）	≥7.0	≥11.1

注：空腹血糖受损和糖耐量异常统称为糖调节受损，也称糖尿病前期。

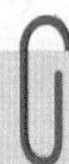

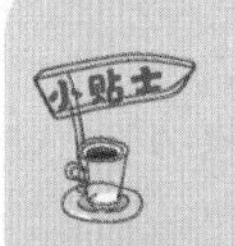

如何提高血糖测试的准确率

在测血糖时，一定要保持放松的心态，如果对血糖过分担心，有可能影响测定的结果。测血糖前可以和人聊聊天，听听舒缓的音乐。但过于兴奋也会影响交感神经，使血糖升高。

自己在家里测血糖时，要保证血糖仪状态良好，注意试纸不要过期，操作时应按要求一次滴足够的血。

冬季时应在进入室内暖和一会儿之后再测血糖，温度太低会使手指血液供应受影响。

四类糖尿病，2型最普遍

糖尿病分类

世界卫生组织依据病因学将糖尿病分成四大类，即1型糖尿病、2型糖尿病、特殊类型糖尿病以及妊娠期糖尿病。其中，1型糖尿病、2型糖尿病和妊娠期糖尿病是临床常见类型，三者中又以2型糖尿病最为普遍。

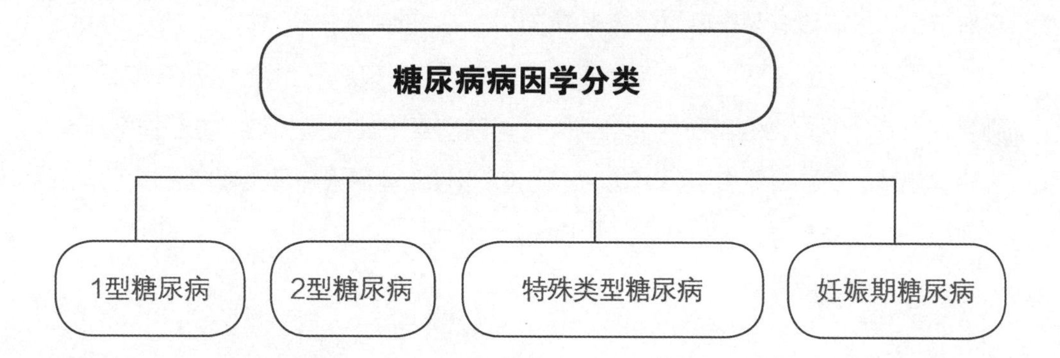

1型糖尿病和2型糖尿病的区别

1型糖尿病以前称为胰岛素依赖型糖尿病，其特征是患者的身体不能产生胰岛素，是一种自身免疫系统疾病。

1型糖尿病具有以下特点：患者的发病年龄通常小于30岁（现在成人患1型糖尿病的也不少见）；“三多一少”症状明显；以酮症或酮症酸中毒（一种威胁生命的严重糖尿病急性并发症，是由于胰岛素严重缺乏和升糖激素不适当升高引起的糖、脂肪和蛋白代谢严重紊乱综合征）起病；体形非肥胖；空腹或餐后的血清

C肽浓度明显降低；出现自身免疫标记，如谷氨酸脱羧酶抗体（GAD抗体）、胰岛细胞抗体（ICA）。

1型糖尿病发病迅速，代谢紊乱症状（多饮、多尿等）明显，患者必须使用胰岛素才能控制高血糖。这是因为患者的胰岛β细胞被破坏，引起胰岛素绝对缺乏，并且有酮症酸中毒倾向，重者会出现昏迷症状。

有些1型糖尿病患者通过胰岛素治疗后，胰岛β细胞功能有不同程度的改善。个别患者甚至在一段时间内可以不用胰岛素治疗。此种糖尿病可发生于任何年龄，但多见于青少年。

2型糖尿病以前称为非胰岛素依赖型或成人期发病型糖尿病，这是最为常见的糖尿病种类，约占全球糖尿病总数的90%，也就是说大多数患者都属于此类。

2型糖尿病患者体内产生胰岛素的能力并没有完全丧失，有的患者体内胰岛素甚至超出正常水平，但胰岛素的作用效果较差，因此患者体内的胰岛素是一种相对缺乏，可以通过某些口服药物刺激体内胰岛素的分泌。

2型糖尿病患者不需要胰岛素来维持生命，但当口服降糖药难以达到血糖控制目标或者口服药物有禁忌时，就需要使用胰岛素来控制高血糖。流行病学研究表明，肥胖、高热量饮食、体力活动不足及增龄是2型糖尿病最主要的患病因素，高血压、血脂异常等因素也会增加患病风险。

1型糖尿病和2型糖尿病的鉴别要点

鉴别要点	1型糖尿病	2型糖尿病
起病方式	发病急，少数缓慢	发病缓慢，症状不明显
发病年龄	多见于青少年	任何年龄段都有，集中于中老年
临床特点	“三多一少”症状明显	初期“三多一少”症状不典型
酮症	常见	通常没有
自身抗体	阳性	阴性
治疗方式	胰岛素	合理运动、控制饮食、口服降糖药或使用胰岛素
自身免疫病	常合并	多数不合并

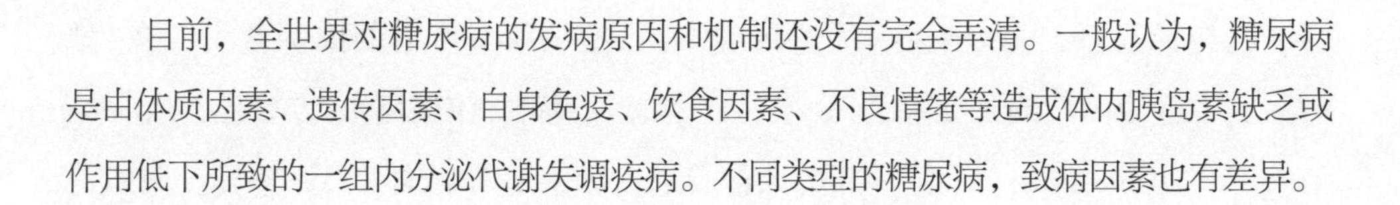

谁是引发糖尿病的导火线

目前，全世界对糖尿病的发病原因和机制还没有完全弄清。一般认为，糖尿病是由体质因素、遗传因素、自身免疫、饮食因素、不良情绪等造成体内胰岛素缺乏或作用低下所致的一组内分泌代谢失调疾病。不同类型的糖尿病，致病因素也有差异。

1型糖尿病的致病因素

自身免疫系统缺陷

人体的免疫系统就好比是身体的保安部门，担负着抵御外敌入侵、清除机体衰老及癌变细胞、修复受损器官等任务，它包括免疫器官、免疫细胞、免疫分子。一旦免疫系统出了问题，疾病就容易乘虚而入。在1型糖尿病患者的血液中可查出多种自身免疫抗体，如谷氨酸脱羧酶抗体、胰岛细胞抗体等。这些异常的自身抗体可以损伤人体胰岛分泌胰岛素的β细胞，使之不能正常分泌胰岛素，也就难以生产足够的胰岛素，必须靠注射胰岛素生存。

遗传因素

遗传缺陷是1型糖尿病的发病基础，这种遗传缺陷表现在人第6对染色体的人类白细胞抗原异常上。研究显示，1型糖尿病有家族性发病的特点，也就是如果一个人的父母或者其他直系亲属患有糖尿病，那么与没有此家族史的人相比，前者更易患上此病。

病毒感染可能是诱因

现在，不少科学家怀疑病毒也能引起1型糖尿病。这是因为1型糖尿病患者发病之前的一段时间内常常有病毒感染史，而且1型糖尿病的“流行”，往往出现在病毒流行之后。

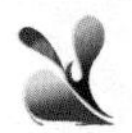

2型糖尿病的病因

遗传因素

有统计显示，2型糖尿病的遗传因素比1型糖尿病所占的比例要大，在1型糖尿病中遗传因素的重要性为50%，在2型糖尿病中遗传因素的重要性为90%以上。不过，不同地域、不同种族的人群受遗传因素的影响也有很大差异。比如，在欧洲的糖尿病患者中，遗传因素就占有很重要的比重，而我国的患者中则有所下降。

环境因素

环境因素包括不合理的饮食结构、不健康的生活方式、肥胖等，这是2型糖尿病发病率剧增的主要因素。也就是说，人之所以患上糖尿病，主要是不良的生活习惯惹的祸。正因为如此，研究发现每天坚持30分钟中等强度的身体活动和健康的饮食可以大大减少罹患2型糖尿病的风险，1型糖尿病则无法预防。

胰岛β细胞功能下降

当患者被确诊为2型糖尿病时，体内可分泌胰岛素的细胞——胰岛β细胞功能已经下降50%。有研究显示，与欧美人群相比，我国糖尿病患者具有其自身独特性，就是以β细胞功能严重缺陷为主，表现为严重的胰岛素分泌不足和餐后血糖浓度升高。因此，针对我国糖尿病患者的治疗策略不应照搬欧美，而应着重于控制餐后血糖及保护β细胞功能。

胰岛素抵抗

就是身体内的组织，如肝脏、肌肉等对胰岛素的反应性降低，就好像不听指挥的职员，坚决不将葡萄糖搬入细胞内，导致血液中的葡萄糖含量增加，引起高血糖。

糖尿病不可怕，可怕的是糖尿病并发症

目前，糖尿病虽然依旧难以彻底治愈，但如果将血糖控制在合理水平，患者完全可以过上和正常人一样的生活，与糖尿病“井水不犯河水”。反之，如果血糖控制不好，并发症会相继出现。据世界卫生组织统计，糖尿病并发症有100多种，是目前已知并发症最多的一种疾病。

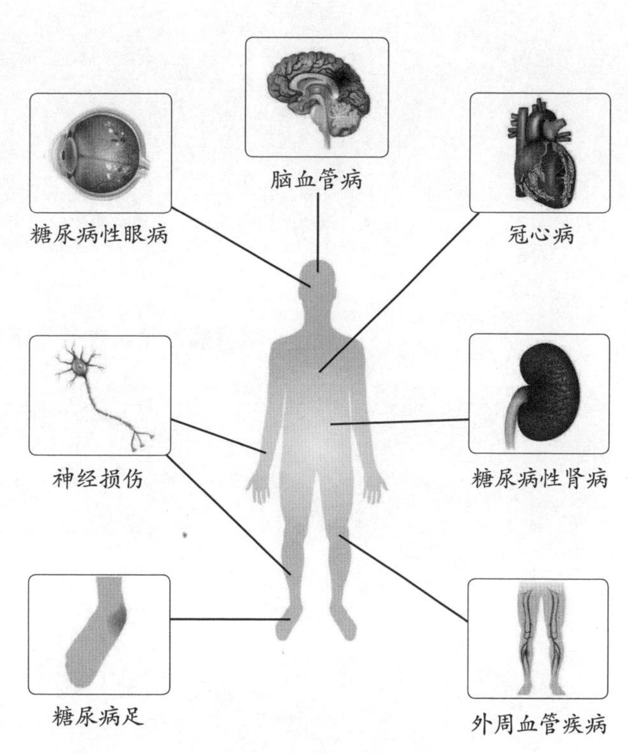

长期高血糖会引发多种并发症

根据糖尿病并发症发病的缓急以及病理上的差异，可将其分为急性并发症和慢性并发症两大类。

糖尿病常见慢性并发症

慢性并发症	症状及危害
心血管疾病	糖尿病患者发生心血管疾病的危险性较非糖尿病患者群高2～4倍，并使心血管疾病发病年龄提前，病变更严重。主要表现为主动脉、冠状动脉、脑动脉粥样硬化，以及广泛小血管内皮增生及毛细血管基膜增厚的微血管糖尿病病变

续表

慢性并发症	症状及危害
糖尿病足	由于血管病变，糖尿病患者的脚部容易出现供血不足，一旦感染后容易引发严重的损伤、溃疡甚至坏疽，形成糖尿病足，也叫“老烂脚”。糖尿病足在早期表现为若抬高下肢会导致足部皮肤苍白，足背发凉，间歇性跛行，进而干脆不能行走，行走时疼痛难忍；病情严重时，患者的下肢特别是脚上可出现坏疽，最终会导致残疾
肾病	因为高血糖、高血压及高血脂，肾小球微循环滤过压异常升高，导致糖尿病肾病发生和发展，早期表现为蛋白尿、浮肿，晚期发生肾功能衰竭
眼病	视网膜出现微血管瘤、水肿、渗出、出血、新生血管以及玻璃体增殖性病变等一系列病理改变，轻者视力下降，重者可引起失明
神经病变	最常见的慢性并发症之一，是糖尿病致死和致残的主要原因。病变可危及中枢神经、周围神经以及自主神经，其中以周围神经病变和自主神经病变最常见

糖尿病常见急性并发症

急性并发症	症状及危害
酮症酸中毒	最常见的急性并发症，由于糖尿病患者胰岛素相对或绝对缺乏，引起糖代谢严重紊乱，脂肪及蛋白质分解加速，酮体大量产生，组织未来得及氧化，肺及肾也未及时调节排出酮体，血酮浓度明显增高
乳酸性酸中毒	大多发生在伴有肝、肾功能不全，或伴有慢性心肺功能不全等缺氧性疾病患者身上，尤其是同时服用苯乙双胍者，起病急，有不明原因的深大呼吸、低血压、嗜睡等症状
非酮症性高渗综合征	由于严重高血糖症及水、电解质平衡紊乱，而致昏迷、休克和多器官功能衰竭，多见于老年患者

长期血糖增高，会导致大血管、微血管受损并危及心、脑、肾、周围神经、眼睛、双足等，这属于慢性并发症。

糖尿病急性并发症主要有四种，糖尿病酮症酸中毒、高血糖高渗状态、糖尿病乳酸性酸中毒和低血糖。这几种并发症来势汹汹，一般的患者及家属很难进行自救，需要及时到医院进行抢救。

第2招

高危人群自测

绝大部分糖尿病前期人群没有明显症状，因而容易被忽视，进而延误治疗。因此，高危人群一定要注重筛查，尽量做到糖尿病前期早诊断、早治疗、早管理，切勿等到出现烦渴多饮、体重下降等明显症状时才想到去医院检查。

不该只有医生知道，自测糖尿病离你有多远

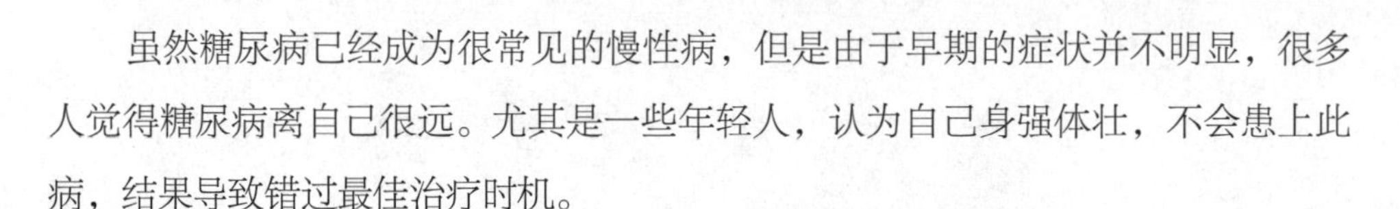

虽然糖尿病已经成为很常见的慢性病，但是由于早期的症状并不明显，很多人觉得糖尿病离自己很远。尤其是一些年轻人，认为自己身强体壮，不会患上此病，结果导致错过最佳治疗时机。

下面的这个简单测试，是美国疾病控制中心的专家总结出的一套“糖尿病风险自测题”，只需花很短的时间就能让你知道自己离糖尿病有多远。

糖尿病风险自测题

1.你的母亲患有糖尿病吗？回答是者得13分
2.你的父亲患有糖尿病吗？回答是者得8分
3.你有高血压吗？回答有者得11分
4.你的年龄在55~64岁吗？回答肯定者得5分
5.你抽烟吗？回答肯定者得4分
6.你的腰围多大？
男性：不到89cm，得0分；89~93cm，得10分；94~99cm，得20分；99.1~106cm，得26分；107cm以上，得35分
女性：不到81cm，得0分；81~89cm，得10分；89~96.5cm，得20分；96.5~104cm，得26分；104cm以上，得35分
7.身高多少？
男性：身高在170cm以下，得8分；170~175cm，得6分；176~178cm，得3分；超过178cm，得0分
女性：身高在158cm以下，得8分；158~160cm，得6分；161~164cm，得3分；超过164cm，得0分
8.安静时，你的心率每分钟跳多少次？
男性：68次/分或以下，得0分；68次/分钟以上，得5分
女性：73次/分或以下，得0分；超过73次/分钟，得5分
9.体重多少？
男性：不足86.2kg，得0分；超过86.2kg，得5分
女性：不足72.6kg，得0分；超过72.6kg，得5分

累计得分及风险预测：

20分或更少，未来10年罹患2型糖尿病的风险为5%；

21~32分，未来10年罹患2型糖尿病的风险为9%；

33~42分，未来10年罹患2型糖尿病的风险为16%；

43~54分，未来10年罹患2型糖尿病的风险为25%；

55分以上，未来10年罹患2型糖尿病的风险为33%。

身体肥胖程度与糖尿病患病率正相关

身体肥胖是诱发糖尿病的主要因素之一，那么如何来判断自己的身体是否超重或肥胖呢？目前最常用的测试肥胖度的方法就是身体质量指数（BMI）以及腰围和臀围的比值。相关统计数据显示，2013年按BMI分层显示，BMI＜25者糖尿病患病率为7.8%，25≤BMI＜30者患病率为15.4%，BMI≥30者患病率为21.2%。

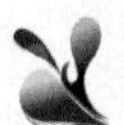 BMI可作为是否肥胖的参考依据

BMI＝体重（kg）/身高的平方（m^2）。国内外测量身体脂肪含量的方法还有多种，但多缺乏统一的判定标准。所以，每一种测量的结果就会出现差异，反映出的身体状态也就有所区别。在没有条件精确测量体脂百分比的情况下，BMI可作为是否肥胖的参考依据。

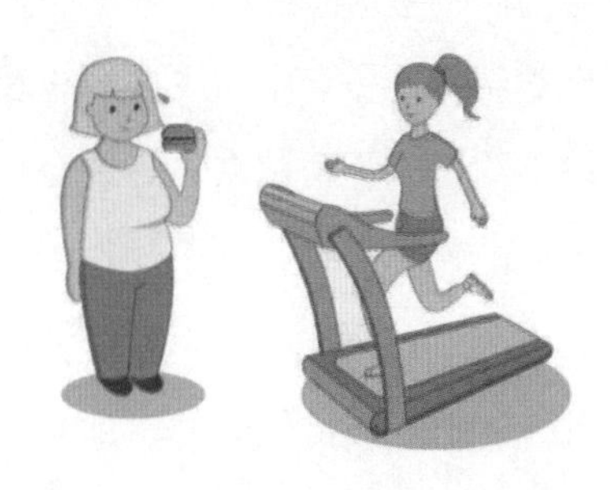

身体肥胖会增加糖尿病的发病风险

我国成年人体重评价参考表

组别	BMI（kg/m^2）
体重过轻	＜18.5
体重正常	18.5～23.9
超重	24.0～28.0
肥胖	≥28.0

测量腰围也可判断是否肥胖

除了用BMI这个指标判断是否肥胖外，也可以通过测量腰围来评价身体的脂肪含量，这是因为大多数人的脂肪都集中在腹部，而且腰围还能反映内脏的脂肪量，所以也很实用。测量腰围可以选用软尺测量肋骨下缘和髂嵴连线中点的腹部周径，以厘米（cm）为单位，所得数值就是腰围的长度。

世界卫生组织建议，如果男性腰围＞94cm，女性腰围＞80cm，可视为肥胖；我国的肥胖标准是，男性腰围＞90cm，女性腰围＞85cm。

此外，腰围和臀围的比值，也就是腰臀围比（W/H）也常被用来评价肥胖程度，若男性的腰臀围比＞0.95，女性的腰臀围比＞0.85就属于肥胖。

根据脂肪在身体不同部位的分布，肥胖还可以分为“苹果形”和“梨形”两种。苹果形肥胖也叫腹部型肥胖，是指肥胖者的多余脂肪主要沉积在腹部的皮下组织以及腹腔内，导致身材就好像苹果的外形一样，肚子显得特别大，比如女性有“游泳圈”，男性有“啤酒肚”，但四肢比较匀称。此类肥胖以男性所占比例较多。如果男性腰围大于90cm，女性腰围大于85cm，就属于苹果形肥胖了。

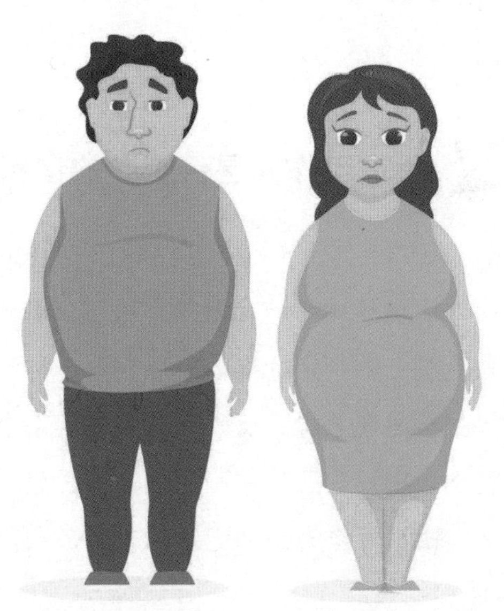

苹果形肥胖和梨形肥胖

梨形肥胖也叫周围性肥胖，体内的多余脂肪主要沉积在臀部以及大腿部，从体形上看表现为上细下粗（上半身不胖、下半身胖）。梨形肥胖多见于成年女性，多与体内雌激素的作用有关。

梨形肥胖虽然相对患上心血管疾病的风险较小，但由于脂肪主要集中在大腿和臀部，所以减肥比较困难。

成年人的正常体重是指体重指数为18.5～23.9，且男性腰围＜90cm、女性腰围＜85cm。肥胖主要影响体内胰岛素的分泌能力，即BMI越大的人，胰岛素分泌需求越大，动员分泌胰岛素越多；而中心性肥胖主要影响胰岛素敏感性，意味着腰臀比越大的人，有效发挥降糖作用的胰岛素不增反降。

超重和肥胖不但会增加糖尿病的患病风险，也可增加高血压和心脑血管疾病的患病风险，尤其是中心性肥胖。肥胖者发生高血压的风险是BMI正常者的3倍。BMI平均每增加10kg/m^2，男性收缩压升高17mmHg、女性升高14mmHg。

所以，如果能把体重控制住，患糖尿病、高血压的概率会大大下降。而对于已经患有糖尿病的超重和肥胖成人患者，体重的管理目标是比原来减轻5%~10%。

糖尿病高危人群应立刻行动起来

糖尿病不是无缘无故患上的，大多是由于身体素质以及日常饮食和运动不合理所致。

哪些人是高危人群

肥胖、年龄大、有心血管疾病、直系亲属患有糖尿病、不爱运动、血糖调节受损等群体都属于糖尿病的高危人群。也就是说，这些人是糖尿病的“后备军”，如果不加重视，很容易就进入糖尿病患者的“阵营”里。

糖尿病高危人群

1.身体超重、肥胖（BMI≥24kg/m²），男性腰围≥90cm，女性腰围≥85cm

2.年龄≥40岁

3.有巨大儿（4kg以上）出生史的女性

4.缺乏体力活动者

5.高血压、血脂异常、高尿酸患者

6.有血糖调节受损史

7.有妊娠期糖尿病史或妊娠期显性糖尿病的妇女

8.糖尿病患者的一级亲属

9.严重精神病和/或长期接受抗抑郁症药物治疗者

10.多囊卵巢综合征患者

宜及早开始进行糖尿病筛查

“光说不练假把式”，预防糖尿病也要积极行动起来，才能见成效。对于糖尿病高危人群，宜及早开始进行糖尿病筛查，对于除年龄外无其他糖尿病危险因素的人群，筛查年龄宜从40岁时开始。对于儿童和青少年中的糖尿病高危人群，宜从10岁开始，但青春期提前的个体则推荐从青春期开始。首次筛查结果正常者，每3年至少重复筛查一次。进行糖尿病筛查时，要选择具备实验室条件的医疗机构，做空腹血糖检查，如果条件允许时，应尽可能行口服糖耐量试验。

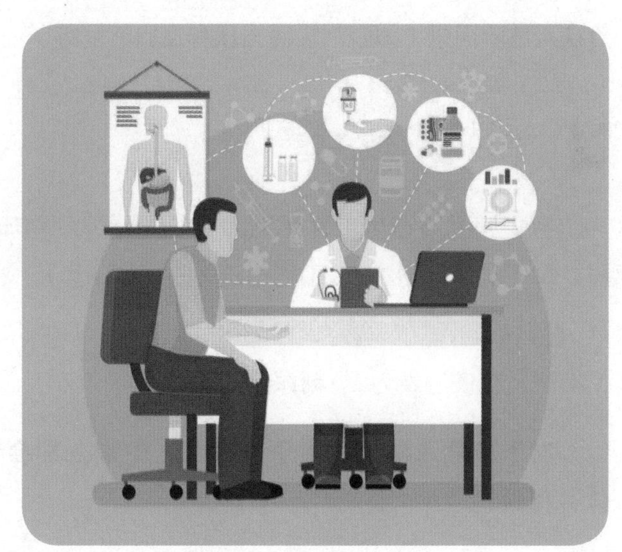

高危人群宜及早进行筛查

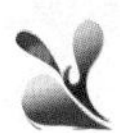

早期干预意义重大

糖尿病前期可表现为糖耐量受损（IGT）和空腹血糖受损（IFG）。IGT的诊断切点为餐后2小时血糖（2hPG）≥7.8mmol/L，<11.1mmol/L；而IFG的诊断切点为空腹血糖（FPG）≥6.1mmol/L，<7.0mmol/L。IGT和IFG患者发生心血管病变风险增高，有发展为糖尿病的高危险性。

大量研究表明，糖尿病前期患者已存在糖尿病大血管和微血管病变的多种风险，因此早期干预意义重大。对其进行早期干预，可预防和延缓糖尿病的发生，同时还可延缓糖尿病慢性并发症的发生。

生活方式干预为主

糖尿病前期是预防糖尿病发生的窗口，但并不是采取降糖治疗的指征。此时不应以降糖治疗为主，而应该通过生活方式干预，结合适当的降糖治疗，以减少患者发生糖尿病和心血管病的风险。

糖尿病前期患者应通过饮食控制和运动等生活方式干预来减少发生糖尿病的风险，这是一个持久的过程，一定要坚持。要定期检查血糖，同时密切关注心血管疾病危险因素（如吸烟、高血压和血脂紊乱等），并给予适当改正和治疗。

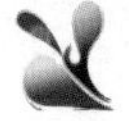

管住嘴，迈开腿

对于明确为糖调节受损的患者，要立即开始生活方式干预，管住嘴，迈开腿。每周至少运动3天，不能连续超过2天不运动。在工作或者学习的时候，静坐90分钟以上时，应立刻起来活动一下身体。有研究显示，生活方式干预3年，可使糖耐量减低进展为2型糖尿病的风险下降58%。

对于高危人群的生活干预方面，中华医学会糖尿病学分会最新给出的具体目标是：

1.使超重或肥胖者的BMI达到或接近24，或体重至少下降7%；

2.每日饮食总热量至少减少400～500kcal，超重或肥胖者应减少500～750kcal；

3.饱和脂肪酸摄入占总脂肪酸摄入的30%以下，每天食盐摄入总量不超过5g；

4.中等强度体力活动，至少保持在150分/周；

5.如果生活干预6个月效果不佳，必要时可以进行药物干预。

高危人群血糖控制的理想水平为：空腹血糖≤6.1mmol、口服糖耐量试验2h血糖≤7.8mmol/L或自然餐后2h血糖≤7.8mmol/L。除了血糖外，高危人群还要重视血压和血脂以及甘油三酯的控制，以免增加罹患心血管疾病的风险。

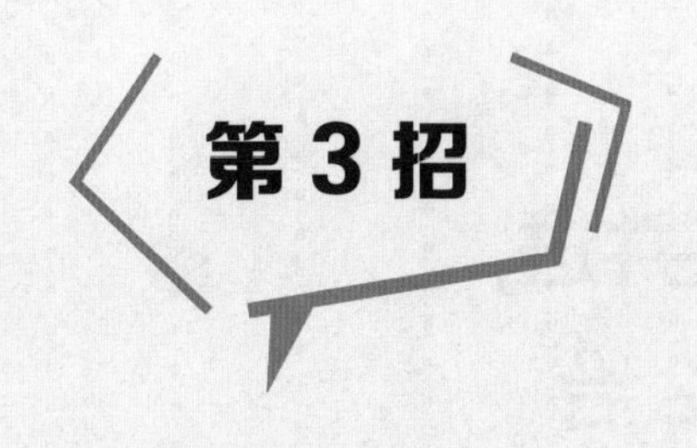

多措控糖

糖尿病是可以预防和控制的。特别是生活方式干预依然是重要的治疗手段，有些血糖水平不太高的2型糖尿病患者，通过生活方式干预可获得相对满意的血糖控制目标。

“五驾马车”齐头并进，糖尿病就得这么治

糖尿病的危险因素很多，如糖尿病家族史、不良的饮食习惯、体力活动减少、肥胖、大量饮酒、精神紧张等，都可能与糖尿病的发病有关。

因此，对糖尿病的治疗采取单一措施是不现实的，也难以达到目的，必须进行综合治疗。

综合治疗糖尿病的措施包括饮食疗法、运动疗法、药物疗法、疾病监测和糖尿病教育。医学界将其称为治疗糖尿病的“五驾马车”，这“五驾马车”在治疗糖尿病的过程中要齐头并进，缺一不可。

“管住嘴”是前提

在糖尿病的治疗中，饮食疗法是基础性的前提条件，无论糖尿病的类型、病情轻重、应用哪一类药物治疗，均应通过饮食治疗以减轻胰岛负担，降低过高的血糖从而改善症状。

糖尿病饮食治疗的原则是：控制总热量，建立合理饮食结构，即均衡营养；合理控制碳水化合物、脂肪、蛋白质的比例。目的是使患者体重控制在标准范围内，同时配合药物的治疗，使得患者的代谢得到理想的控制，这样有助于预防糖尿病的慢性并发症。

有的患者认为，吃了降糖药，或者使用了胰岛素，就无须控制饮食，可以像正常人一样吃肉喝酒了。实际上，这种做法会加重胰岛负担，同时增加了低血糖及药物不良反应发生的可能，不利于控制病情。

在饮食调节方面，有专家将其概括为“1、2、3、4、5”数字饮食法，简单易记，适合大多数患者。这5个数字分别代表的是：

1是每天1袋牛奶；

2是每天200g碳水化合物（4两米饭或2个馒头）；

3是每天3个单位优质蛋白（1单位优质蛋白=猪肉50g=鱼100g=鸡蛋1个）；

4代表4句话：有粗有细、不甜不咸（限盐少油）、少吃多餐、七八分饱；

5是每天500g蔬菜（生、熟）。

运动疗法

生命在于运动，糖尿病患者也应适量运动。运动能增加外围组织对胰岛素的敏感性，改善血糖代谢，有助于控制血糖，还可以加速脂肪分解，减轻体重。运动还有利于炎症控制、疾病预防和心理健康等。

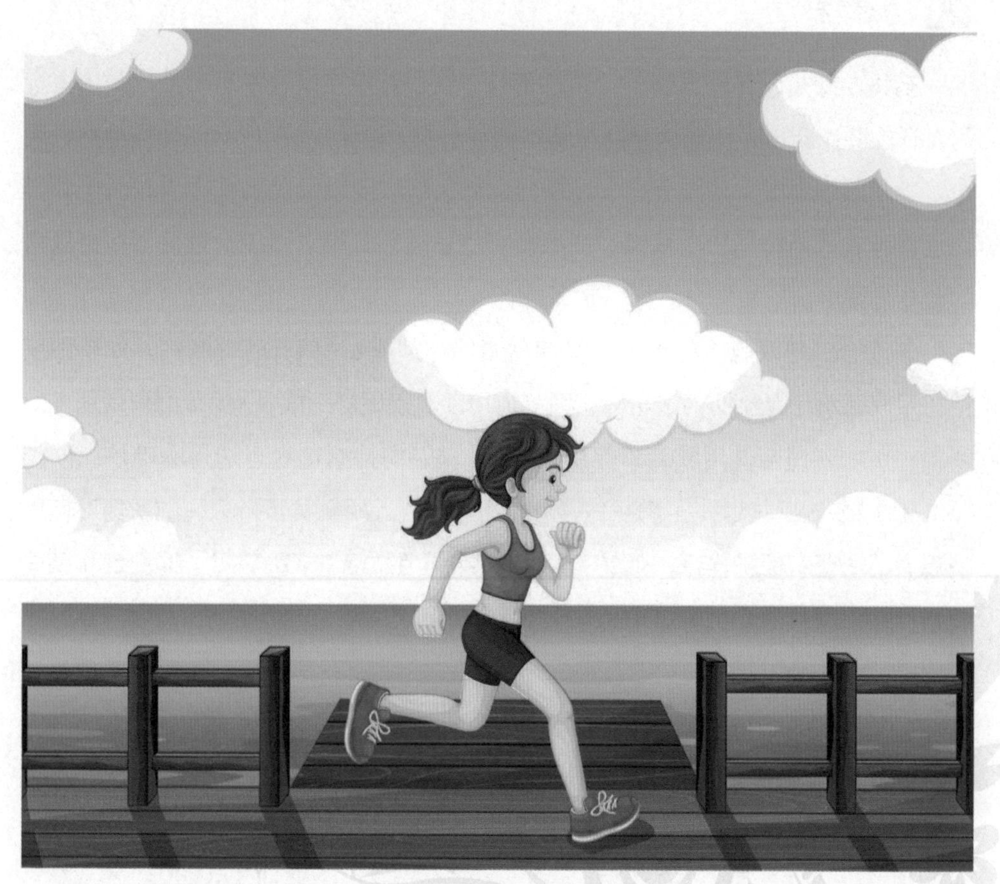

适量运动有助于控制血糖

运动也要讲究时间和强度，因为在不同时间运动对餐后血糖影响不同，比如餐后散步对降低餐后血糖比餐前散步更有效。相比低强度运动，中等运动强度对餐后血糖控制的效果更好，如快走或慢跑比散步的降糖效果更显著。

不恰当的运动方式或强度易造成糖尿病患者发生心血管事件（心绞痛发作、猝死等）、代谢紊乱以及骨关节韧带损伤，因此糖尿病患者应注意运动安全。运动方案的调整应遵循由少至多、由轻至重、由疏至密等原则，逐渐摸索出适合自己的运动方案。

对于大多数糖尿病患者来说，运动应以中等强度、有氧运动为主，每周至少坚持5次以上。

药物治疗

药物治疗是改善糖尿病的“第三驾马车”，是指在饮食和运动治疗基础上选用合适的降糖药物，使血糖维持在基本正常水平。对于2型糖尿病的药物治疗，无论是中华医学会糖尿病学分会，还是国际糖尿病联盟以及美国临床内分泌医师学会均推荐首选药物是二甲双胍。如果没有禁忌证，二甲双胍应一直保留在糖尿病的治疗方案中。

不适合二甲双胍治疗者可选择胰岛素促泌剂或α-糖苷酶抑制剂。如单独使用二甲双胍治疗而血糖仍未达标，则可加用胰岛素促泌剂或α-糖苷酶抑制剂（二线治疗）。不适合使用胰岛素促泌剂或α-糖苷酶抑制剂者可选用噻唑烷二酮类（TZD）或二肽基肽酶-4（DPP-4）抑制剂等，近期研发了一系列的新药对糖尿病患者的心肾有保护作用，如钠-葡萄糖共转运蛋白2（SGLT-2）抑制剂和胰高糖素样肽-1受体激动剂（LGP-1RA）等。

做好疾病监测

监测在糖尿病综合防治中意义重大，糖尿病患者应定期到医院检测血、尿等各项指标以及心电图或眼底的检查，使医生了解患者的病情进展情况，有助于及时指导治疗。

除了到医院定期检查外，糖尿病患者要学会写自己的病情监测及饮食日记。

糖尿病教育

引起糖尿病的原因除了遗传因素之外，最主要的是与不健康的生活方式有关，如吃得很多，运动量却很少。如果患者可以从心理到生理，从饮食到药物等方面，从根本上改变不合理的生活方式，科学和整体地了解健康知识，通过多方面的行为改变，就容易达到良好的治疗效果。

糖尿病的治疗目的

目的 1	消除高血糖引起的临床症状
目的 2	预防糖尿病急性并发症
目的 3	让血糖长期维持基本正常水平，预防慢性并发症发生
目的 4	避免严重的低血糖反应
目的 5	保证身体的正常生长发育
目的 6	对出现的并发症及伴随疾病能够早诊断、早治疗

综合治疗手段不能少

要想有效控制糖尿病，需要采取综合性的治疗手段。除了采取“五驾马车”控制血糖外，对大多数的2型糖尿病患者而言，往往同时伴有“代谢综合征”的其他表现，如高血压、血脂异常、超重肥胖等，所以糖尿病的治疗还应包括降压、调脂等措施的综合治疗。

拟订计划

凡事预则立，不预则废。糖尿病患者可以给自己订立一个控糖计划，找一张纸记录下每天测血糖、服药、锻炼、饮食和看医生的时间安排。可将这张纸贴在醒目位置，能及时提醒自己。

患者应根据自身的年龄、病程、预期寿命、并发症以及病情严重程度等进行综合考虑，将自己的血糖控制在合理的范围内。糖化血红蛋白是反映长期血糖控制水平的主要指标之一。对大多数非妊娠成年2型糖尿病患者而言，合理的糖化血红蛋白控制目标为＜7%。更严格的控制目标（如＜6.5%，甚或尽可能接近正常）适合于病程较短、预期寿命较长、无并发症、未合并心血管疾病的2型糖尿病患者，其前提是无低血糖或其他不良反应。相

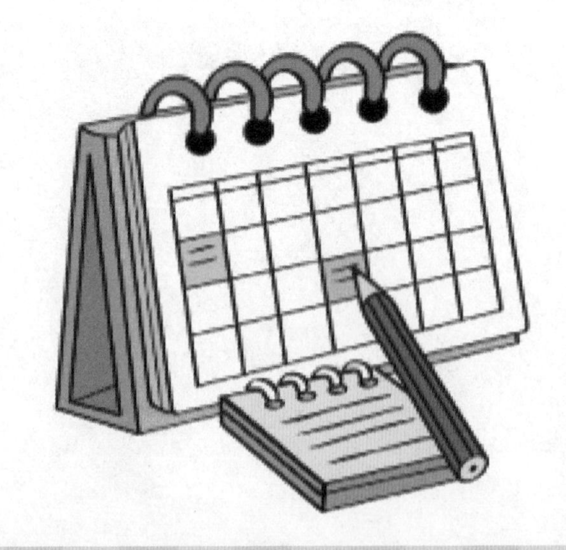

对宽松的糖化血红蛋白目标（如<8.0%）更适合有严重低血糖史、预期寿命较短、有显著的微血管或大血管并发症，或有严重并发症、糖尿病病程很长，尽管进行了糖尿病自我管理教育、适当的血糖监测、接受有效剂量的多种降糖药物包括胰岛素治疗，仍很难达到常规治疗目标的患者。

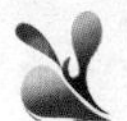

饮食运动先行

无论患有哪种类型的糖尿病，饮食和营养治疗是糖尿病治疗的重要组成部分之一，是所有治疗的基础，是整个糖尿病自然病程中任何阶段的预防和控制所不可缺少的措施。

有些2型糖尿病患者，如能早期发现，病情轻微者仅通过饮食和运动即可取得显著疗效。反之，若对饮食和营养治疗不予以足够的重视，病情就不可能得到理想的控制。不良的饮食结构和习惯还可能导致相关的心血管危险因素，如高血压、血脂异常和肥胖等的出现或加重。

糖尿病患者合理的膳食模式是指以谷类食物为主，高膳食纤维、低盐低糖低脂肪的多样化膳食模式。研究发现，合理膳食可以降低2型糖尿病风险20%。

按时服药、监测血糖

将降糖药物和血糖仪等用品放在同一个地方，每天在固定的地方取药吃药和测量血糖。使用口服降糖药者可每周监测2～4次空腹或餐后2小时血糖。

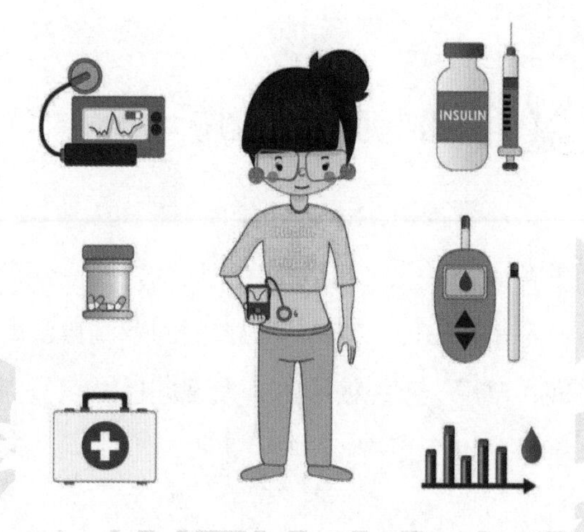

做好血糖监测有助于掌握病情、指导用药

使用胰岛素治疗者可根据胰岛素治疗方案进行相应的血糖监测（具体的血糖监测方法见下一章）。根据空腹血糖调整晚餐前胰岛素剂量，根据晚餐前血糖调整早餐前胰岛素剂量，空腹血糖达标后，注意监测餐后血糖以优化治疗方案。

化整为零，抽空锻炼

“时间就像海绵里的水，挤挤总会有的。”很多中青年糖尿病患者要承担家庭和工作的压力，难有大把闲暇时间锻炼。这种情况可采取化整为零的方式。比如，每天步行3次，每次10分钟，与连续步行30分钟的锻炼效果区别不大。购物、工作或者去健身房，都可以步行前往，增加走路的时间。

根据中华医学会糖尿病学分会最新修订的《中国2型糖尿病防治指南（2020年版）》推荐：成年糖尿病患者每周至少进行150分钟（如每周运动5天，每次30分钟）中等强度（50%~70% 最大心率，运动时有点用力，心跳和呼吸加快但不急促）的有氧运动。研究发现即使一次进行短时的体育运动（如10分钟），累计30分/天，也是有益的。

适合糖尿病患者的体育运动有：快走、打太极拳、骑车、乒乓球、羽毛球和高尔夫球。较大强度运动包括快节奏舞蹈、有氧健身操、慢跑、游泳、骑车上坡、足球、篮球等。如无禁忌证，每周最好进行2~3次抗阻运动（两次锻炼间隔≥48小时），锻炼肌肉力量和耐力。锻炼部位应包括上肢、下肢、躯干等主要肌肉群，训练强度为中等。联合进行抗阻运动和有氧运动可获得更大程度的代谢改善。

放松身心，缓解压力

不管面对生活，还是面对疾病，都要有“顺应自然、为所当为”的态度。患者要认识到逃避不能改变现状，要接受自己患上糖尿病的客观现实，明白自己并不是孤独的，也许有的人的问题比自己的还严重。糖尿病患者最好每天抽点时间，反思一下控糖措施，发现问题，积极面对，及时解决。尽量放松身心，解除压力，并寻求亲朋好友的支持。

第4招

日常监测

自我血糖监测是患者自我管理的重要手段，可借助有代表性的几个时间点的血糖，来了解全天的血糖变化情况，它们分别是：三餐前和三餐后2小时以及睡前，一共7个时间点。

糖尿病患者日常要做好自我监测

早期干预是公认的疾病治疗原则，早发现、早诊断、早治疗可有效改善糖尿病患者的胰岛功能。要做到早发现，就需要糖尿病患者日常做好血糖、血压、血脂和体重的自我监测，建立自己的“健康大数据”，可及时发现异常。

自我血糖监测

自我血糖监测是患者自我管理的重要手段，其结果有助于在就诊时让医生评估个人的糖代谢紊乱程度，制订合理的降糖方案，同时也能反映治疗的效果并指导治疗方案的调整。

目前，临床上应用的血糖检测方法很多，其中患者利用家庭血糖仪测定的手指末梢毛细血管血的全血血糖值是血糖监测的基本手段，医院里抽取静脉血检测的糖化血红蛋白是反映长期血糖控制水平的金标准，家庭血糖检测可为医生提供有效的诊断参考。

家庭血糖仪操作简单，除了儿童、视力不佳的患者应在家属帮助下进行监测外，其他人群皆可自行使用。无论是国际还是国内，在其发布的糖尿病防治指南中均建议所有的糖尿病患者都应进行自我血糖监测。

血糖监测的频率选择一天中不同的时间点，包括餐前、餐后2小时、睡前及夜间（一般为凌晨2～3时）。血糖监测次数因人而异，因血糖控制差或病情危重而住院治疗者应每天监测4～7次血糖，或根据治疗需要监测血糖，直到血糖得到控制。采用生活方式干预控制糖尿病的患者，可根据需要有目的地通过血糖监测了解饮食控制和运动对血糖的影响，进而调整饮食和运动。

使用口服降糖药者可每周监测2～4次空腹或餐后血糖，或在就诊前一周内连续监测3天，每天监测7个时间点的血糖（早餐前后、午餐前后、晚餐前后和睡前）。

使用胰岛素治疗者可根据胰岛素治疗方案进行相应的血糖监测：使用基础胰岛素的患者应监测空腹血糖，据此调整睡前胰岛素的剂量；使用预混胰岛素者应监测空腹和晚餐前血糖，根据空腹血糖调整晚餐前胰岛素剂量，根据晚餐前的血糖情况调整早餐前的胰岛素使用剂量；使用餐时胰岛素者应监测餐后血糖或餐前血糖，并根据餐后血糖和下一餐前血糖调整上一餐前的胰岛素使用剂量。

血糖监测的时间及适用范围

时间	适用范围
餐前血糖	空腹血糖较高，或有低血糖风险时（老年人、血糖控制较好者）
餐后2小时血糖	空腹血糖已获良好控制，但糖化血红蛋白仍不能达标者；需要了解饮食和运动对血糖影响者
睡前血糖	注射胰岛素，特别是晚餐前注射胰岛素患者
夜间血糖	经治疗血糖已接近达标，但空腹血糖仍高者；或疑有夜间低血糖者
其他	出现低血糖症状时应及时监测血糖，剧烈运动前后宜监测血糖

自我血压监测

伴有高血压的患者可购买家庭血压计，以便每天监测血压。如在服用降压药的情况下，血压仍高，就要及时就医调整降压药物，使血压尽快控制在正常范围内。较年轻和病程较短的患者，要将血压降至130/80mmHg以下；病程较长，或伴有冠心病的患者血压目标值可适当放宽至140/90mmHg，如能耐受，还可进一步降低。

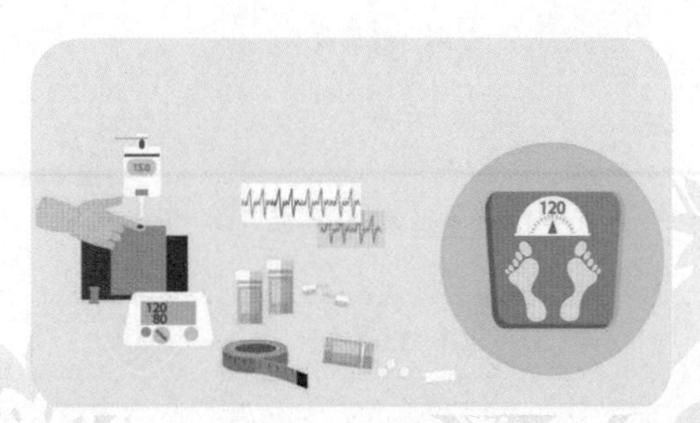

血压、血糖、体重等都是日常监测的重点

血脂监测

糖尿病患者多伴有不同程度的血脂异常，而血脂异常容易引发心血管并发症。因此，对糖尿病患者进行血脂监测，有助于早期发现血脂异常并及时采取防护措施。血脂监测需在医院完成，要采用总胆固醇（TC）、甘油三酯（TG）、高密度脂蛋白胆固醇（HDL-C）及低密度脂蛋白胆固醇（LDL-C）四项，一律采用血清测定。空腹12小时（可少量饮水）后取前臂静脉血；取血前，应有2周时间保持平时的饮食习惯，近期内无急性病、外伤、手术等意外情况；取血前24小时内不饮酒、不做剧烈运动；如果血脂正常，最好3~6个月复查一次。

自我体重监测

糖尿病的发病率与体重超标有很大关系，体重的监测可用BMI和腰围（肋骨下缘与髂嵴连线中点的腹部周径）来评价。

糖尿病患者的综合控制目标

检测指标	目标值
毛细血管血糖	空腹：4.4~7.0 mmol/L
	非空腹：<10.0 mmol/L
糖化血红蛋白	<7.0%
血压	<130/80mmHg
高密度脂蛋白胆固醇	男性：>1.0mmol/L
	女性：>1.3mmol/L
甘油三酯	<1.7 mmol/L
低密度脂蛋白胆固醇	未合并动脉粥样硬化性心血管疾病：<2.6 mmol/L
	合并动脉粥样硬化性心血管疾病：<1.8 mmol/L
BMI	<24

血糖监测频率要因人而异

糖尿病患者应间隔多长时间测一次血糖，这需要因人而异，视血糖控制情况而定。

血糖不稳定，应一天测多次血糖

如果开始使用胰岛素治疗，血糖尚未稳定，为了调整胰岛素的剂量或更换药物时，应一天测多次血糖，有时甚至需要一天测4～8次血糖（空腹、早餐后2小时，午餐、晚餐前及餐后2小时，睡前，午夜），待胰岛素剂量调整适当后，可以隔一两天测一次餐后2小时血糖。

血糖稳定，可相隔一两周

如果病情和血糖水平都比较稳定，血糖监测间隔可以长一些，隔一周、两周甚至更长时间，测一次空腹血糖和餐后2小时血糖。如果餐后血糖控制满意而空腹血糖却居高不下，此时应测夜间12时、凌晨3时和早晨餐前血糖。

血糖异常，要及时就诊

有些特殊情况，如发热、手术、怀孕、外伤、情绪激动等，也应该及时监测血糖，随时了解血糖有无波动。

如果发现血糖有变化，要及时与医生取得联系，尤其是出现心悸、出汗、头晕、饥饿感等症状的时候，可能有低血糖发生，此时更应该立即测量血糖，并采取相应措施，如饮糖水等。

血糖监测要抓住关键“时间点”

监测血糖是借助有代表性的几个时间点的血糖，来了解全天的血糖变化情况，它们分别是：三餐前和三餐后2小时以及睡前，一共7个时间点。

早餐前后的血糖最难控制

为了减轻患者的痛苦和经济负担，测量7个时间点的血糖通常在患者刚入院、准备出院或治疗方案拟进行重大调整时才进行。

一天中最难控制也最具有代表性的是早餐前（空腹）和早餐后2小时血糖。因此，一般情况下可监测这两个时间点的血糖，同时配合尿糖的监测，以此来了解患者的血糖状况。上述血糖都是瞬间值，为了全面判断病情，有条件的患者还应该定期测糖化血浆白蛋白和糖化血红蛋白，以了解近2～3周和近2～3月的血糖水平。

血糖检测主要有抽血化验和采用血糖仪，抽血注意事项相对较少。测空腹血糖要求在测量前至少8小时没有热量摄入，也就是前一天晚上10点以后就禁食，直至第二天抽血；餐后2小时则是从进食第一口食物算起。

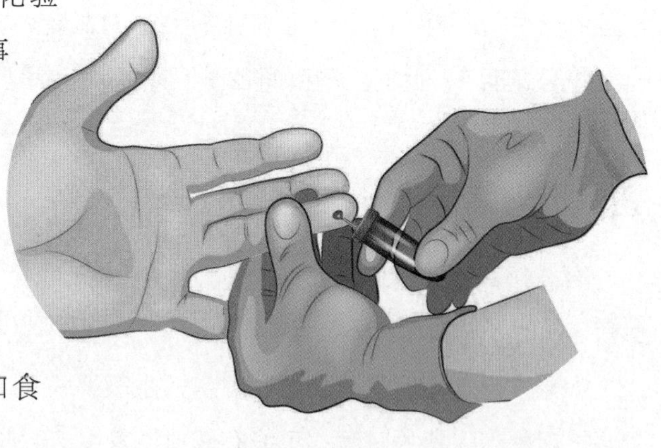

血糖监测频率因人而异

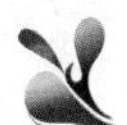

有时候医院测血糖也不一定准确

不少糖尿病患者在服药过程中，每周或更长的时间去医院测一次血糖，他们大多测的是空腹血糖，并以此判断血糖的控制情况，调整药物剂量。殊不知，很多因素对血糖结果有明显影响，根据一次血糖测试结果来对病情控制进行判断是很不可靠的。

饮食、运动、情绪、睡眠及服药等多种因素，都可能对血糖产生影响。医院一般都是早上8点开诊，患者测血糖当天，通过步行、骑车或乘车到达医院。如果步行或骑车时间较长，则血糖值可能偏低；如果为了赶时间，步行或骑车过快，则血糖值可能升高；如果在途中遇到交通堵塞，或到医院后遇到人多排队等情况，可能产生急躁情绪，血糖值也可能会因此升高。

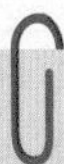

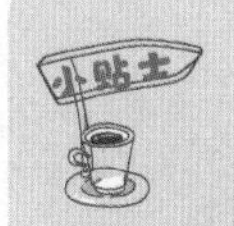

家庭血糖仪使用禁忌

现在很多患者在家里配备了小型血糖仪自己测血糖，其操作简便，技术要求低。为了提高准确度，在家里自测血糖的时候要注意以下几点：首先应选取血液循环好的位置（无名指、中指和小指，不推荐测食指和大拇指）取血。取血前可以用温水将手洗净，并不断揉搓要采血的手指，加速血液循环。

在采血前要给手指消毒，最好采用无色的消毒液（如酒精）。从手指的侧面取血，要求血是自然流出并且血量要足够，要避免由于血量不足而不断挤压。第一滴血应弃去不用（目前有些新式的血糖仪已经没有这种要求），将第二滴血滴在试纸上然后进行测定。

如果采血的手指有感染、损伤等情况，就暂时不要选择这根手指。另外，血糖仪要定期校准，血糖试纸都有一定的保存日期和保存条件，不要使用过期或潮湿的试纸。至于糖化血浆白蛋白和糖化血红蛋白，目前仍须到医院进行检测。

治疗糖尿病的目的是降糖和减少并发症

糖尿病是一种慢性病，病程长且通常情况下发展缓慢，一旦患病就需要终身治疗。防控糖尿病关键在于早防早治，要建立饮食、治疗、预防结合的立体保健网。不过，当下的现状则不容乐观，来自有关部门的数据显示，我国糖尿病患者的知晓率、治疗率、控制率仅为三成左右。

有一些患者由于对糖尿病知识缺乏了解，认为一旦得了此病就没治了。其实，根本无须太过悲观，通过有效的药物治疗和生活饮食调理，血糖是可以控制的，也可有效地减少并发症。

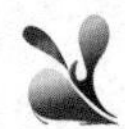

预防并发症

医学界对糖尿病的治疗主要集中在降低血糖，减少并发症上。糖尿病的治疗目标：一是使患者体内的糖、脂肪、蛋白质、水、盐及酸碱代谢维持在基本正常的水平，避免糖尿病酮症酸中毒、高渗性非酮症糖尿病昏迷等急性并发症；二是使患者不得糖尿病慢性并发症，或者是延缓慢性并发症的进程，减轻这些并发症所造成的失明、肢体残废等；三是使患病儿童及青少年维持正常的生长发育和学习能力，所有患者都保持充沛的精力和体力，有从事正常工作和日常活动的能力，享受和正常人一样的高质量的生活和基本相同的寿命。

糖尿病的治疗流程

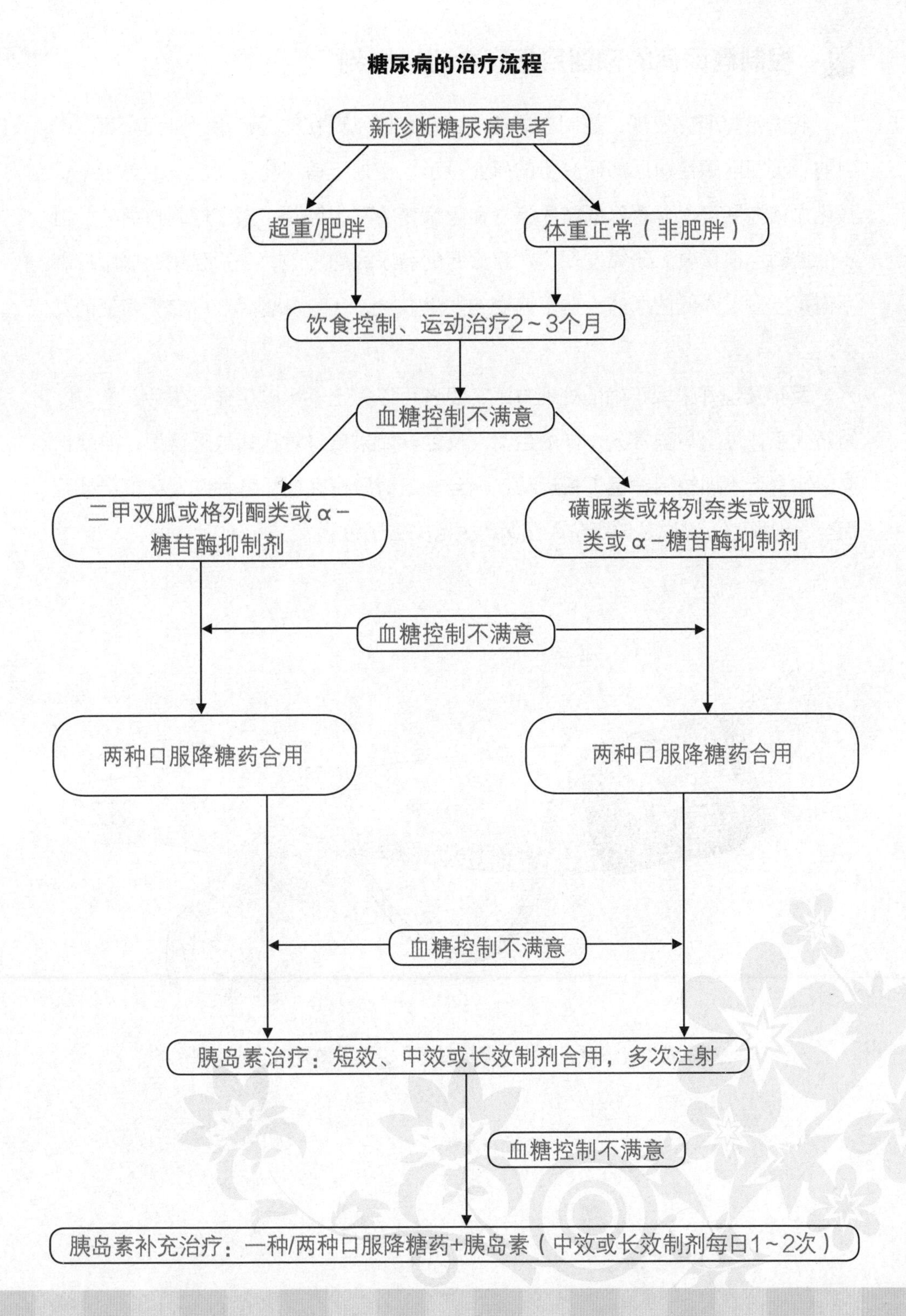

新诊断糖尿病患者
超重/肥胖
体重正常（非肥胖）
饮食控制、运动治疗2～3个月
血糖控制不满意
二甲双胍或格列酮类或α－糖苷酶抑制剂
磺脲类或格列奈类或双胍类或α－糖苷酶抑制剂
血糖控制不满意
两种口服降糖药合用
两种口服降糖药合用
血糖控制不满意
胰岛素治疗：短效、中效或长效制剂合用，多次注射
血糖控制不满意
胰岛素补充治疗：一种/两种口服降糖药+胰岛素（中效或长效制剂每日1～2次）

控制糖尿病的预期目标完全可以做到

临床治疗研究发现，控制糖尿病的预期目标以现在的医疗水平是完全可以做到的。英国前瞻性糖尿病研究所的研究显示，在处于糖尿病早期阶段的患者中，强化血糖控制可以显著降低糖尿病微血管病变的发生风险。除了控制血糖外，血压的控制也很重要。研究发现，在新诊断的糖尿病患者中，采用强化的血压控制不但可以显著降低糖尿病大血管病变的发生风险，还可显著降低微血管病变的发生风险。

及早发现并采取正确的处理方式，患者可以完全不影响工作、生活、学习、结婚生子，过上与正常人一样的生活。反之，如果自身对疾病缺乏认识，自暴自弃，饮食上不加控制，也不去运动，一旦进入糖尿病晚期，各种并发症就会接踵而至，到那时可以说是健康坠入深渊，生活失去了色彩。

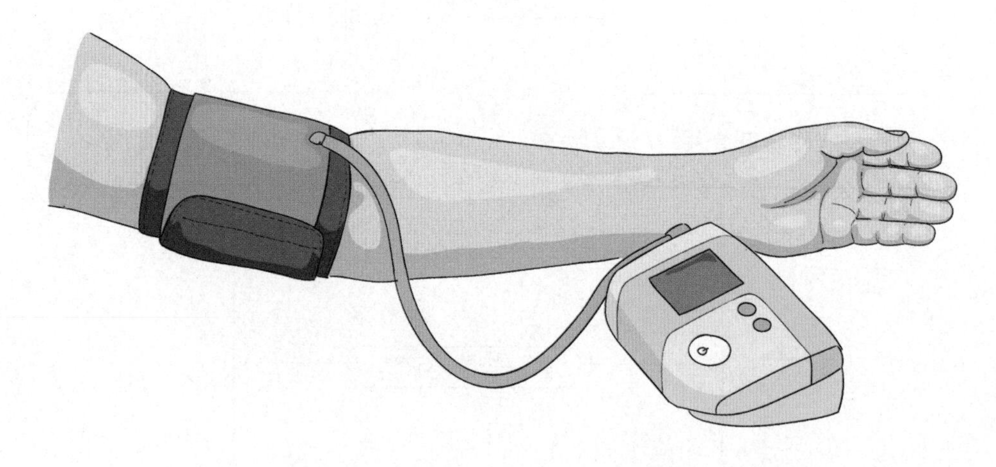

糖尿病患者不但要关注血糖控制水平，也要做好血压的控制

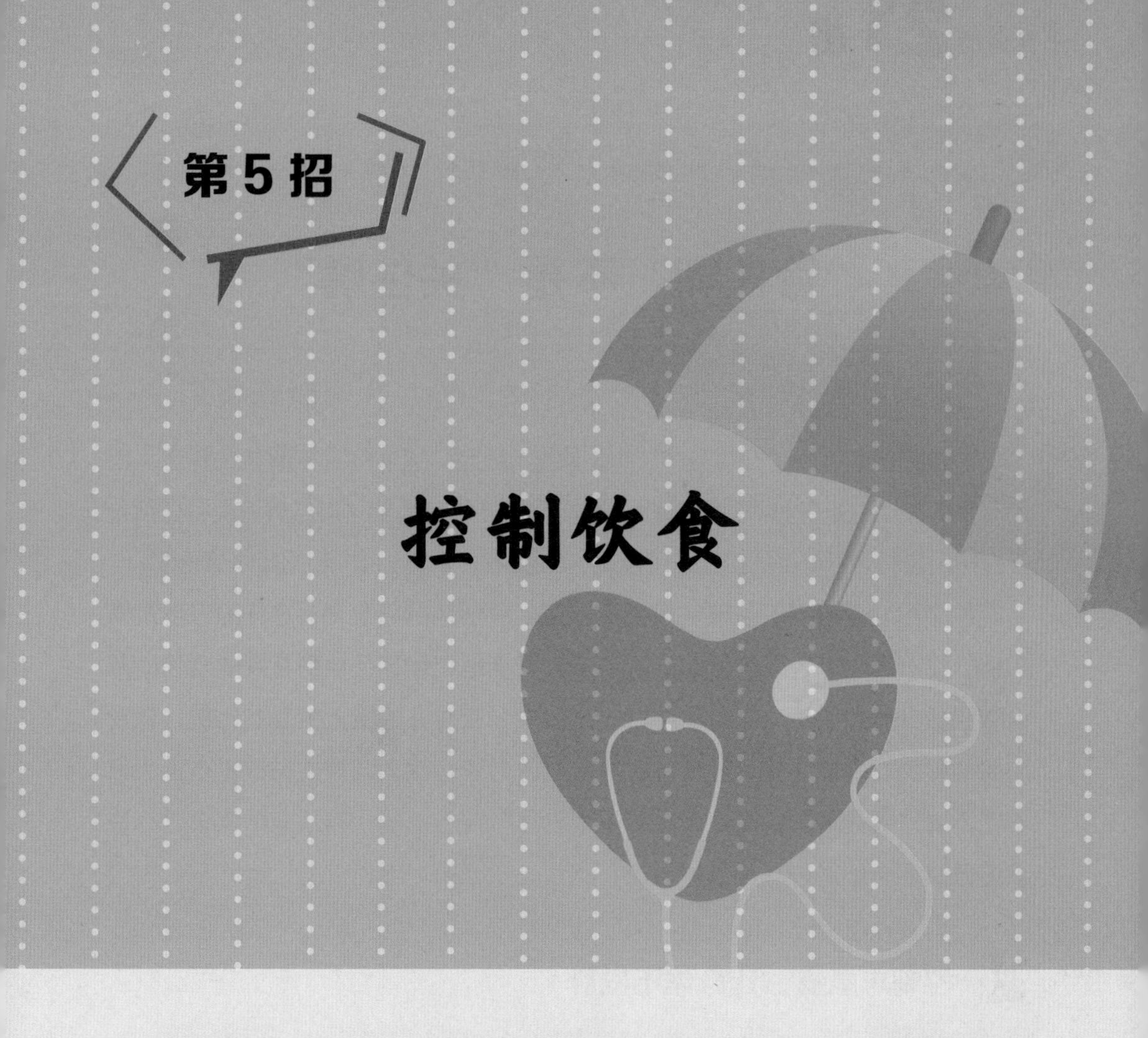

第5招

控制饮食

糖尿病患者“吃饭”和吃药同等重要。饮食和营养治疗不是限制患者吃喝，而是科学地指导饮食。这样做除了能改善病情，还有助于糖尿病患者以健康的方式、最大限度地继续享受他们喜欢的食物。

“管住嘴”不是“关住嘴”

在治疗糖尿病的“五驾马车”中，饮食、运动、药物可起到直接的作用。因此，饮食疗法也是各种类型糖尿病的基本治疗方法，是糖尿病自然病程中任何阶段预防和控制必不可少的措施。可以说，糖尿病患者“吃饭”和吃药同等重要。

饮食和营养治疗不是限制患者吃，而是科学地指导饮食，这样除了能改善病情，还有助于患者以健康的方式、最大限度地继续享受他们喜欢的食物。其内容包括身体总能量、碳水化合物、蛋白质、脂肪等的摄入量及其比例，以及脂肪的种类、食谱计算、进食时间等。也就是说，饮食调控的关键不是让大家不吃不喝“关住嘴”，而是会吃会喝“管理”自己的嘴。糖尿病的饮食治疗应该遵循如下原则。

控制总能量，让身体不发胖

现代营养学证明，人体必需的营养物质有50种左右，概括为7大营养素，即蛋白质、脂肪、碳水化合物、维生素、矿物质、膳食纤维和水，无论是健康的人，还是糖尿病患者都要全面摄取这些营养物质。但由于近60%的糖尿病患者属于超重或肥胖，因此其能量推荐标准需要考虑能量平衡代偿和减肥等因素。

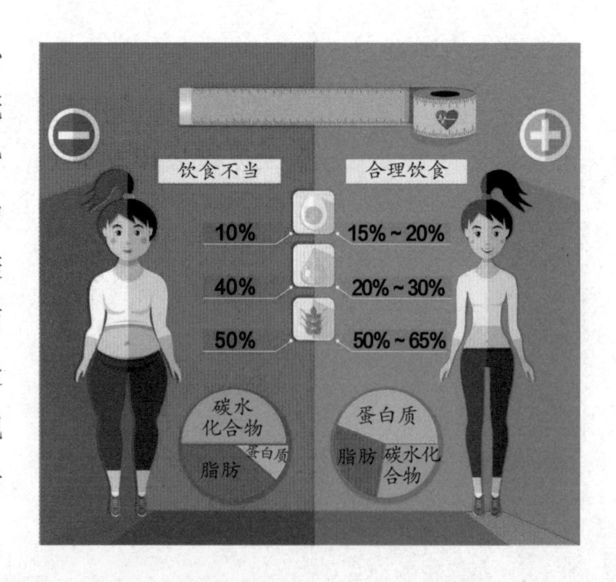

有的患者对平衡饮食存在误解，由于害怕血糖升高，过于严格地控制饮食，一天只吃一顿饭，有时候甚至出现厌食、营养不良等情况；还有的患者仅控制主食而对于肉食、零食完全不加以控制……这些做法都是不可取的。我们每天都需要从食物中获取人体需要的各种营养，各种营养素的供给必须足够并且平衡才能满足人体的正常生理需要、维持人体健康。因此，既要保障每天的能量摄入，同时又要控制总的能量，即通过平衡饮食达到体重控制的目的。

糖尿病患者及高危人群应在保证每日摄入总能量不超标的前提下，合理分配碳水化合物、脂肪和蛋白质三大营养素的供能比。

人体每时每刻都在消耗能量，这些能量是由所摄取食物的化学能转变而来的。食物中能产生能量的营养素主要是蛋白质、脂肪、碳水化合物，它们经过氧化产生能量，供给机体维持生命、生长发育、从事各种活动的需要。

一般情况下，人们膳食中总能量的60%～70%来自碳水化合物，16%～25%来自脂肪，10%～14%来自蛋白质。机体摄入和消耗的能量通常用热量单位“卡（cal）”或“千卡（kcal）”表示（营养学上一般多采用“千卡”）。每克碳水化合物在体内氧化时产生的能量为4kcal，每克脂肪产生的能量为9kcal，每克蛋白质产生的能量为4kcal。

成人糖尿病患者每日能量供给量（千卡/千克，kcal/kg）

劳动活动强度	体重过低	正常体重	超重/肥胖
重体力活动（如搬运工）	45～50	40	35
中体力活动（如电工安装）	40	30～35	30
轻体力活动（如坐着办公）	35	25～30	20～25
休息状态（如卧床）	25～30	20～25	15～20

注：此表依据中华人民共和国卫生行业标准《成人糖尿病患者膳食指导》（WS/T 429—2013）。

标准体重依据BMI值计算，BMI≤18.5为体重过低，18.5～23.9为正常体重，≥24.0～28.0为超重，≥28.0为肥胖。

举例来说，一个身高1.7米、体重为60kg的从事重体力活动的成年糖尿病患者，他每日需要的能量为60×40=2400kcal。

糖尿病患者的膳食应作合理分配，在确定饮食总能量和碳水化合物、蛋白质、脂肪的组成后，将能量换算成食物重量，再将其折合成食品后制订食谱，并根据生活习惯、病情和配合药物的需要进行安排。可按照每日三餐分配为1/5—2/5—2/5或者1/3—1/3—1/3，对每日五餐者，可以按等同的数量进行安排。

对餐后血糖明显升高或较为虚弱的患者，可以少食多餐，以减轻胰腺的负担，但一般仍以三餐为主，再从三餐中分出25～50g主食，在白天三餐之间或者晚间睡前进食。

要注意的是，糖尿病饮食的总量控制绝不是饥饿疗法。患者的饮食首先要注重膳食均衡，保持标准体重，同时摄入与各自的标准体重及活动强度相一致的食量。

如果患者一味采用饥饿疗法，有可能导致体重严重下降，引起机体代谢紊乱，时间长了会导致营养失衡，这样不但不利于糖尿病的控制，反而会加重病情。

三大营养物质提供能量百分比

营养物	提供的能量占全天总能量的比例（%）	主要来源
碳水化合物	50%～60%	谷类 薯类 豆类
蛋白质	15%～20%	动物性蛋白（各种瘦肉、鱼虾等） 植物性蛋白（黄豆及其制品、谷类）
脂肪	≤30%	饱和脂肪酸 多不饱和脂肪酸 单不饱和脂肪酸

注：1g碳水化合物能提供4kcal的能量；1g蛋白质可提供4kcal的能量；1g脂肪可提供9kcal的能量，1g酒精可提供7kcal的能量。

举例来说，如果一个患者每日需要2000kcal的能量，他需要摄入的碳水化合物提供的能量为1000～1200kcal，蛋白质提供的能量为300～400kcal，脂肪提供的能量≤600kcal。将三大营养素的热量换算成以克为单位的量，即：碳水化合物250～300g（1000或1200除以4）；蛋白质75～100g（300或400除以4）；脂肪66.6g（600除以9）。

严控糖的摄入量

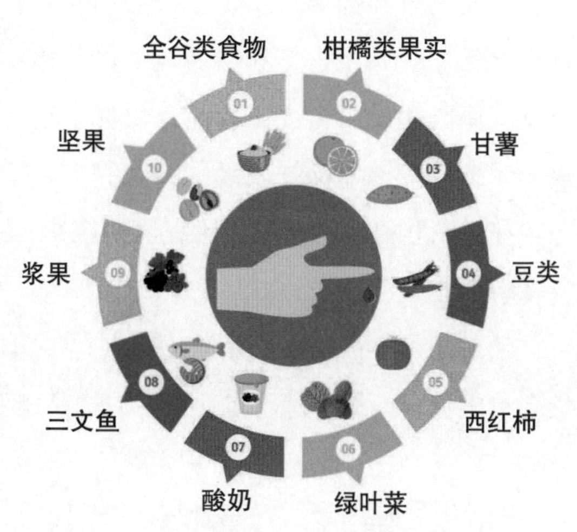

糖尿病患者的膳食应合理分配

无论是健康人还是糖尿病患者都应该严格控制糖的摄入量。这里的“糖”指的是由生产厂家、厨师或个人添加到食品和饮料中的单糖（如葡萄糖、果糖）和双糖（如蔗糖或砂糖）以及天然存在于蜂蜜、糖浆、果汁和浓缩果汁中的糖。单糖和双糖在被摄入后，能够很快被人体吸收。还有一种糖是“多糖”，它是一种含在大米、面粉、土豆等淀粉类食物中的糖分，需要先在人体肠道被消化分解为葡萄糖，然后再缓慢吸收进入血液，多糖因此也是人体热能的主要来源。

科学研究显示，糖（单糖和双糖）摄入量较少的成年人体重较轻；饮食中糖分增加，体重就会增加。将糖的摄入量保持在总能量摄入的10%以下，能够降低超重、肥胖和蛀牙的发生危险。为此，世界卫生组织建议，身体质量指数在正常范围内（18.5～23.9）的成年人，为预防疾病，白砂糖摄入量应当控制在每天6小勺（约25g），占总能量5%以下。

减少脂肪摄入

食物中的脂肪主要包括动物脂肪和植物油，前者因在常温下呈固态和膏状，被称为脂肪；后者因在常温下呈液态，而被称为油。动物脂肪中，主要含饱和脂肪酸；植物油以不饱和脂肪酸为主，包括单不饱和脂肪酸和多不饱和脂肪酸。单不饱和脂肪酸主要存在于橄榄油、茶油中；而多不饱和脂肪酸主要存在于亚麻籽油、大豆油、低芥酸菜籽油中。无论是动物脂肪还是植物油，都是人类所需的营养素，在人体能量储存、神经发育以及细胞膜的构成上，发挥着重要的作用。

对于糖尿病患者来说，高脂肪饮食可妨碍糖的利用，其代谢本身会产生酮体，容易诱发和加重酸中毒。一般脂肪的日摄入量应占总能量的20%～30%，甚至更低些。其中，饱和脂肪酸的摄入量不应超过饮食总能量的10%，不宜摄入反式脂肪酸（来自加工食品、快餐、零食、油炸食品、冰冻比萨饼、馅饼、饼干、人造黄油和涂抹食品的酱膏等）。单不饱和脂肪酸是较好的膳食脂肪来源，在总脂肪摄入中的供能比宜达到10%～20%。除了脂肪外，食物中胆固醇摄入量每天应小于300mg。

肥胖患者要严格限制脂肪的摄入，每日不宜超过40g，身体消瘦者由于碳水化合物限量，能量来源不足，可相应提高脂肪摄入量。

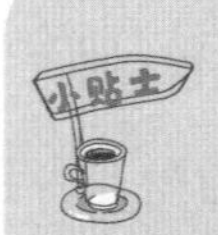

严禁“强制降糖”

对于糖尿病患者，最常见的误区就是患者远离任何形式的糖，不喝含糖饮料，不吃水果，甚至不吃主食等。这是没有分清糖的种类的缘故。正确的做法是，要限制单糖和双糖，同时摄入足够的多糖，也就是碳水化合物。如果碳水化合物摄入不足，可能导致脂肪的过度分解，出现酮症，甚至发生酸中毒。

糖尿病患者控制血糖应该讲究科学、持续、平稳，严禁“强制降糖”。因为对于糖尿病患者来说，低血糖比高血糖更危险。高血糖的危害是长期的、逐渐发生的，短期内不会危及生命，而低血糖的危害是快速的，容易造成大脑供血不足、缺氧、刺激心脑血管系统，导致永久性大脑功能障碍、心律失常、心肌梗死、脑卒中，有时甚至致命。

要注意的是，现在人们消耗的大量糖都“藏”在通常认为不属于甜品的加工食品中。例如，1汤匙调味番茄酱包含约4g（约1茶匙）蔗糖，1罐加糖苏打水所含的蔗糖高达40g（约10茶匙）。因此，在食用的时候，一定要注意这些“隐形”糖。

蛋白质的供应要充足

蛋白质是人体内必需的营养成分，含有人体必需的氨基酸。人体摄入蛋白质虽然不会引起血糖升高，但可增加胰岛素的分泌反应。因此，糖尿病患者饮食中的蛋白质供应要充足。当肾功能正常时，膳食中的蛋白质应与正常人近似，推荐蛋白质的摄入量占总能量的10%～15%。含蛋白质丰富的食物有鱼、肉及其制品，蛋类、牛奶、大豆及其制品等。

在蛋白质的摄入量上，可熟记一些常见食物的蛋白质含量，以进行简单计算：50g肉类含蛋白质10g，一个鸡蛋含蛋白质10g，250ml牛奶中含蛋白质8g。

糖尿病肾病患者要适量限制膳食中的蛋白质，以减少肾脏损害。从肾小球滤过率（GFR）下降起，即应实施低蛋白饮食，推荐蛋白质摄入量每日每千克体重0.6g，并同时补充复方α-酮酸制剂。

适当补充维生素、矿物质和微量元素

矿物质和维生素对人体很重要，必须补足。尤其是要满足维生素B_1的供应，维生素B_1在谷类食物中含量较高，因为糖尿病患者要限制主食的量，易造成维生素B_1摄取不足，容易引发维生素B_1缺乏引起的神经系统疾病。此外，维生素B_{12}可以改变和缓解神经系统症状，维生素C可以预防微血管病变，都应适当补充。

饮食中也不宜过多食用钠盐，高钠的摄入容易诱发高血压和动脉血管硬化。当病情控制不好时，还容易出现各种感染和酮症酸中毒。

可改善高血糖症状的微量元素

β-胡萝卜素	β-胡萝卜素含有降糖物质，进入人体后，会在肝脏及小肠黏膜内经加氧酶的催化，其中50%会变成维生素A，有补肝明目的作用，有糖尿病眼病风险的患者更要适当补充
维生素C	维生素C能够清除自由基（一种有害人体的生化物），有助于预防糖尿病合并神经和血管病变，平时可多选择食用草莓、柑橘、苹果、绿叶蔬菜等
维生素E	维生素E与β-胡萝卜素有协同作用，正常人每日推荐摄入量为14mg，而糖尿病患者每天可补充维生素E100~200mg，预防心脑血管疾病
B族维生素	研究证实，维生素B_7可以帮助糖尿病患者控制血糖水平，并防止该疾病造成的神经损伤；维生素B_1、维生素B_2、维生素B_6、维生素B_{12}等是糖代谢的辅酶的主要成分，也可辅助治疗多发性神经炎

锌在糖尿病饮食中的作用不可忽视，人体中有几十种酶需要锌的参与才能维持其活性，发挥其功能。锌的摄入不足会影响到胰岛素的分泌，饮食中锌的最好来源是肉类、海鲜类和家禽类，谷类麸糠的含锌量也很高。

提高膳食纤维摄入量

膳食纤维是一种不易被人体消化的糖类，对胃肠道的结构和功能有显著影响。膳食纤维可使人体对葡萄糖的吸收减慢，改善葡萄糖耐量试验，降低空腹血糖和餐后血糖浓度，并可降低血脂浓度，进而预防心血管疾病、慢性胆囊炎、胆石症等。糖尿病患者的饮食中要富含膳食纤维，并且最好食用天然的食品。

豆类、谷物类、水果、蔬菜和全麦食物均为膳食纤维的良好来源。有研究显示，谷物膳食纤维与2型糖尿病的发生降低相关，但水果、蔬菜来源的膳食纤维无此作用。

总的来说，提高膳食纤维摄入量对健康是有益的，建议糖尿病患者首先达到为普通人群推荐的膳食纤维每日摄入量，每天摄入谷薯类250～400g，蔬菜类300～500g，水果类200～350g。

保持充足饮水

糖尿病患者一般每天饮水2000ml左右是比较适宜的，每次饮用200～300ml。如果饮水太多会扩充血容量，加重心脏负荷，甚至引发心力衰竭。

饮水要选对时间，饭前喝少量的水或汤，通常能起到润滑消化道的作用。但用餐过程中不宜喝水，因为吃饭时，胃肠道会分泌一些消化液帮助消化食物，喝水会稀释消化液，影响消化，长此以往，对身体健康不利。饭后也不宜马上喝水，这会加重胃的负担，影响食物的消化，从而引起消化不良、慢性胃病等不良后果。

晚上休息前不要大量喝水，以免经常起夜。肾功能严重障碍的患者在少尿时，应根据尿量来决定饮水量，一般是前一天的尿量加上500ml左右就是第二天的饮水量。

走出误区，掌握健康的饮食术

误区一：主食越少越好

由于血糖高，有的患者采取控制主食的方法来降血糖，每天很少吃甚至不吃主食，而进食一些肉类及其他食物。那么，主食真的是越少越好吗？答案是否定的。

首先它违背了均衡饮食的原理。我国历代养生家一直提倡健康的饮食需要“五谷为充、五果为养”，也就是说人体每天必须摄入一定量的主食和水果蔬菜。主食摄入不足，容易导致气血亏虚、肾气不足。对于正常人来说，如果膳食中长期缺乏主食会导致血糖含量降低，产生头晕、心悸、脑功能障碍等问题，严重者会导致低血糖昏迷，时间久了，还会造成体内钙、铁、钾等微量元素的流失。对于糖尿病患者来说，糖也是体内的主要能量来源之一，是人体每天的生活保障，若少吃到不能提供机体正常代谢的能量，机体就会调动脂肪和蛋白质来供能。长此以往，会导致患者体重下降，血糖波动较大，机体抵抗力差，甚至体内将产生大量的酮体、尿素氮和肌酐，直接导致患者酮症酸中毒，以及加重肾脏的损害等。

另外，由于患者认为不吃或少吃主食已经控制了饮食量，从而对油脂、零食、肉蛋类食物不加控制，容易使每日总能量远远超过控制范围，且脂肪摄入超标，易并发高脂血症和心血管疾病，导致饮食治疗失败。

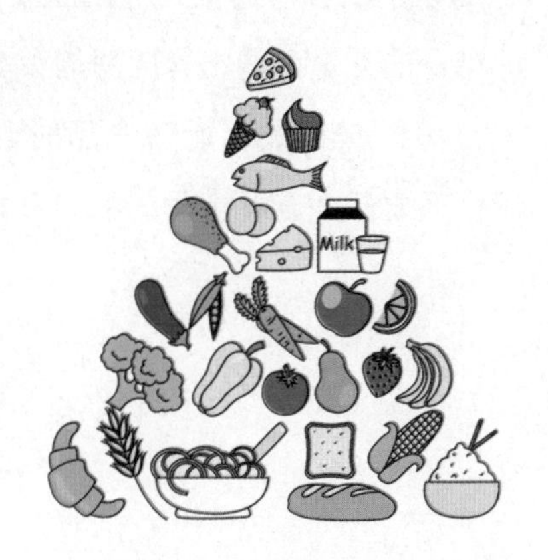

糖尿病患者更要注意膳食平衡

误区二：吃粗粮，不吃细粮

在摄入主食的种类方面，还有些糖尿病患者听说膳食纤维有降糖、降脂、通便的功效，因此就只吃粗粮，很少吃细粮，这也是一种误区。

不管是细粮还是粗粮，两者的含糖量基本接近，但玉米一类的粗粮含有的膳食纤维比较丰富，可缓解机体对葡萄糖的吸收，因此，摄入同量的粗粮和细粮，餐后转化成血糖的程度存在差异。对于一部分血糖长时间降不下来的患者，可以用粗粮代替部分细粮。但在通常情况下，选择粗粮、细粮没有实质上的区别。

误区三：无糖食品一定“无糖”

随着大家保健意识的提高，很多人开始选择更加健康的食品，于是如“无糖”“全麦”一类的食品也应运而生。不过，不少打着“无糖”旗号的食品也并不一定安全。

按照国家有关部门2013年1月1日开始实施的GB28050—2011《食品安全国家标准预包装食品营养标签通则》规定，所谓“无糖食品”指的是碳水化合物（糖）含量≤0.5g/100g（固体）或100ml（液体）才能称无糖。而市面上部分食品宣称“不含蔗糖”，但如果研究其配料表就能发现，这些食品中有的添加了麦芽糖或者葡萄糖，有的主要成分是碳水化合物，尽管食品中没有蔗糖，实际糖分的含量可能比含蔗糖的食品还要高。

因此，在挑选无糖食品时，不要被包装上大大的“无蔗糖”宣传语所迷惑，还要仔细查看食品的配料表，进而判断其是否是真正的低糖、无糖食品。

简单易学的食物交换份法

食物交换份法是目前国际上通用的糖尿病饮食控制方法。糖尿病患者可以根据自己的饮食习惯、经济条件、季节、市场供应情况等选择食物，调剂一日三餐。在不超出或保证控制全天总能量，保证充足营养的前提下，患者可以和正常人一样选择食物，使膳食丰富多样。

食物交换份法就是将食物按照来源、性质分成几类，同类食物在一定重量内所含的蛋白质、脂肪、碳水化合物和热量相近，不同类食物间所提供的热量也是相同的。

食物交换份法将食品分成六大类，即主食类（或称谷类、米面类）、蔬菜类、水果类、鱼肉类（含豆制品）、乳类（含豆奶）和油脂类，每个食物交换份可产生80～90kcal的能量，各类食物可以按照单位数随意组成食谱。

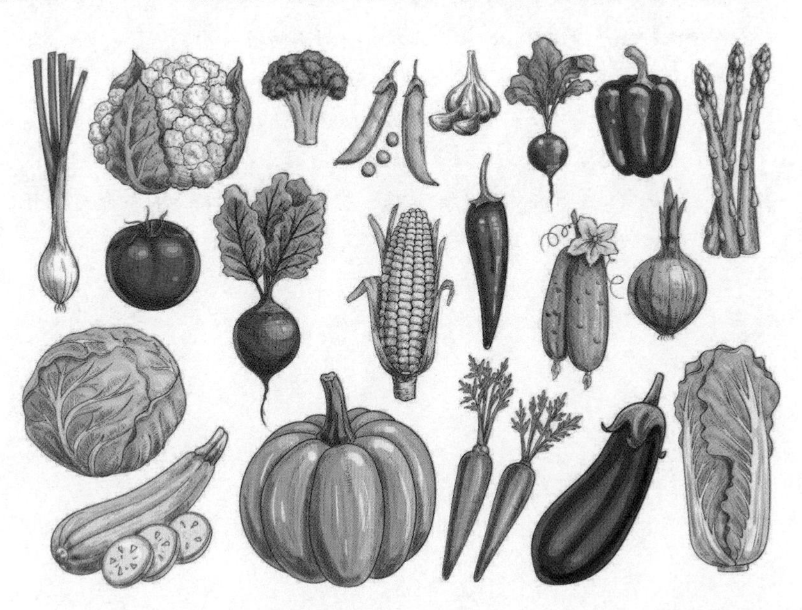

比如，主食类中，25g的大米与30g的切面、35g的淡馒头（不放糖的馒头）以及125g的土豆，能量是一样的；在蔬菜类中，500g的白菜与350g的油菜、250g的荷兰豆、200g的蒜苗以及100g的豌豆可以互相交换；在水果类中，750g的西瓜与300g的草莓、250g的鸭梨、225g的枇杷、125g的柿子和100g的鲜枣互换。鱼肉类、乳类也有具体的交换方法，患者可根据季节和自己的喜好来自由搭配食物。

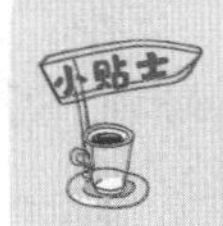

非同类食物之间不得互换

制订食谱时以糖尿病治疗原则为基础，各类食物灵活互换，但要切记同类食物之间可选择互换，非同类食物之间不得互换。部分蔬菜、水果可与主食（谷薯类）互换。

红薯、土豆、山药、芋头、藕等根茎类蔬菜的淀粉含量高。如计划进食应与粮食交换。严格限制白糖、红糖、蜂蜜、果酱、巧克力、各种糖果、含糖饮料、冰激凌以及各种甜点的摄入量。

糖尿病患者应少吃煎炸食物，宜多采用清蒸、白灼、烩、炖、煮、凉拌等烹调方法。坚果类食物脂肪含量高，也应少吃。

糖尿病患者可多吃含糖量低的新鲜蔬菜，能生吃的尽量生吃，以保证维生素C等营养素的充分吸收。对于无高胆固醇血症的患者，可适量进食动物肝脏或蛋类，以保证维生素A的供应。

食物交换份表

组别	类别	重量（g）	能量（kcal）	蛋白质（g）	脂肪（g）	碳水化合物（g）	主要营养素
谷薯组	谷薯类	25	90	2.0	—	20.0	碳水化合物、膳食纤维
菜果类	蔬菜类	500	90	5.0	—	17.0	无机盐、维生素、膳食纤维
	水果类	200	90	1.0	—	21.0	
肉蛋组	大豆类	25	90	9.0	4.0	4.0	蛋白质、脂肪
	奶制品	160	90	5.0	5.0	6.0	
	肉蛋类	50	90	9.0	6.0	—	
油脂组	坚果类	15	90	4.0	7.0	2.0	蛋白质、脂肪
	油脂类	10	90	—	10.0	—	

等值谷薯类食物交换份表

食品	重量（g）	食品	重量(g)
大米，小米，糯米，薏米	25	绿豆，红豆，芸豆，干豌豆	25
高粱米，玉米糁	25	干粉条，干莲子	25
面粉，米粉，玉米面	25	油条，油饼，苏打饼干	25
混合面	25	烧饼，烙饼，馒头	35
燕麦面，莜麦面	25	咸面包，窝窝头，生面条	35
荞麦面，苦荞面	25	慈姑	35
各种挂面，龙须面	25	马铃薯，山药，藕，芋头	75
通心粉	25	米饭	130
荸荠	150	凉粉	300

注：每份提供能量90kcal，蛋白质2g，碳水化合物20g，脂肪忽略不计。

等值豆乳类食物交换份表

食品	重量（g）	食品	重量(g)
全脂奶粉	20	酸牛奶，淡全脂牛奶	150
豆浆粉，干黄豆	25	豆浆	400
脱脂牛奶	25	牛奶	245
嫩豆腐	150	北豆腐	100
豆腐丝、豆腐干	50	油豆腐	30

注：每份提供能量90kcal，蛋白质9g，碳水化合物4g，脂肪4g。

等值水果类食物交换份表

食品	重量（g）	食品	重量(g)
西瓜	750	杏，李子	200
草莓，阳桃	300	葡萄，樱桃	200
鸭梨，柠檬	250	橘子，橙子	200
柚子，枇杷	225	苹果	200
猕猴桃	200	柿子，香蕉，鲜荔枝	150

注：每份提供能量90kcal，蛋白质1g，碳水化合物21g。

等值蔬菜类食物交换份表

食品	重量（g）	食品	重量(g)
大白菜，圆白菜，菠菜，油菜	500	白萝卜，青椒，茭白	400
韭菜，茴香，茼蒿	500	冬笋，南瓜，花菜	350
芹菜，苤蓝，莴苣，油菜薹	500	鲜豇豆，扁豆，四季豆	250
西葫芦，西红柿，冬瓜，苦瓜	500	胡萝卜，蒜苗，洋葱	200
黄瓜，茄子，丝瓜，莴笋	500	山药，荸荠，凉薯	150
芥蓝菜，小白菜，塌棵菜	500	芋头	100
空心菜，苋菜，龙须菜	500	毛豆，鲜豌豆	70
绿豆芽，鲜蘑，水浸海带	500	百合	50

注：每份提供能量90kcal，蛋白质5g，碳水化合物17g。

等值油脂类食品交换份表

食品	重量（g）	食品	重量(g)
花生油，香油（1汤匙）	10	猪油	10
玉米油，菜籽油(1汤匙)	10	羊油	10
豆油(1汤匙)	10	牛油	10
红花油(1汤匙)	10	黄油	10
核桃仁	15	葵花籽（带壳）	25
杏仁，芝麻酱，松子仁，花生米	15	西瓜子（带壳）	40

注：每份提供能量90kcal，脂肪10g。

等值肉蛋水产类食品交换份表

食品名称	重量（g）	食品名称	重量(g)
火腿，香肠	20	鸡蛋（1大个带壳）	60
肥瘦猪肉	25	鸭蛋，松花蛋（1大个带壳）	60
熟叉烧肉(无糖)，午餐肉	35	鹌鹑蛋（6个带壳）	60
熟酱牛肉，熟酱鸭，肉肠	35	鸡蛋清	150
瘦猪肉，牛肉，羊肉	50	带鱼	80
带骨排骨	70	草鱼，鲤鱼，甲鱼，比目鱼	80
鸭肉	50	大黄鱼，黑鲢，鲫鱼	80
鹅肉	50	对虾，青虾，鲜贝	80
兔肉	100	蟹肉，水发鱿鱼	100

注：每份提供能量90kcal，蛋白质9g，脂肪10g。

糖尿病患者食谱举例

能量（kcal）	交换份数	食物种类和重量（g）								三大营养素（g）		
		谷类	鱼禽	蛋类	豆制品	蔬菜	水果	奶	植物油	蛋白质	脂肪	碳水化合物
1100	12	125	50	50	25	500	200	250	10	51.3	28.8	152
1200	13	140	50	50	25	500	200	250	15	52.5	33.8	164
1300	14.5	150	75	50	25	500	200	250	15	57.3	39	172
1400	15.5	175	75	50	25	500	200	250	20	59.2	47	192
1500	16.5	200	90	50	25	500	200	250	20	61.2	47.2	212
1600	17.5	200	90	50	25	500	200	250	25	63.9	54	212
1700	19	225	90	50	25	500	200	250	25	65.9	54.2	232
1800	20	250	100	50	25	500	200	250	25	69.7	55.4	232
1900	21	275	100	50	25	500	200	250	25	71.7	55.6	272
2000	22	300	100	50	25	500	200	250	30	73.7	60.8	292

注：1.全天食盐摄入量控制在5g以内。

2.豆制品以干豆计，其他豆制品按水分含量折算，25g干豆=50g豆腐干=400g豆浆=65g北豆腐=120g南豆腐。

重视食物的血糖指数和血糖负荷

在选择主食时，可参考血糖指数（glycemic index，GI）与血糖负荷（glycemic load，GL）两个参数。

血糖指数“控糖”

现在，医学界和营养界均推荐利用食物的血糖指数，也就是GI值来指导糖尿病患者的饮食。GI值被用来衡量食物中碳水化合物对血糖浓度的影响，具体计算方法是进食含50g碳水化合物的食物后，在2～3小时内的血糖曲线下面积相比空腹时的增幅除以进食50g葡萄糖后的相应增幅，用来反映食物与葡萄糖相比升高血糖的速度和能力。

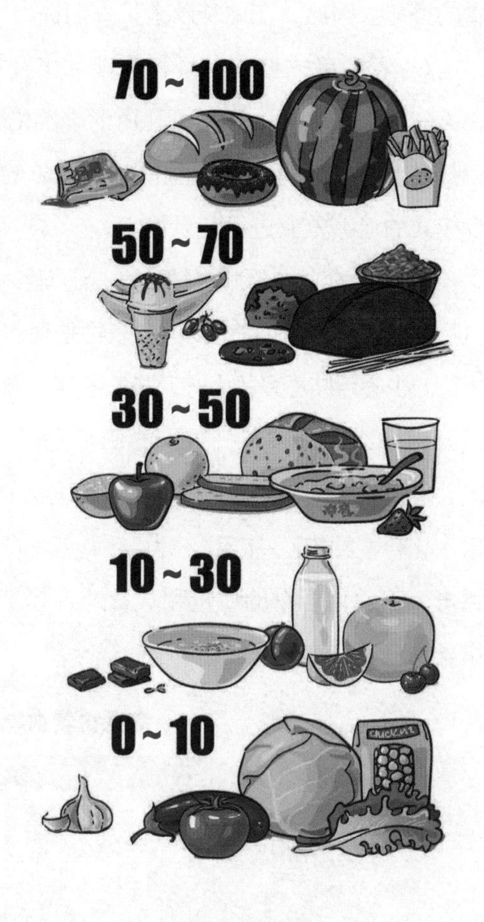

食物的GI值

通常将葡萄糖的GI值定为100，GI值在55以下的属于低GI食物；GI值为55～70时为中等GI食物，GI值为70以上时为高GI食物。

高GI食物，进入胃肠道后消化快、吸收率高，葡萄糖释放快，进而使葡萄糖进入血液后峰值较高，也就是血糖值较高；而低GI食物，在胃肠道内停留的时间长、吸收率低，葡萄糖释放缓慢，葡萄糖进入血液后的峰值低、下降速度也慢，能够使血糖相对稳定。

因此，根据食物的血糖指数合理安排膳食，对于调节和控制人体血糖大有好处。一般来说，只要一半的食物从高血糖指数替换成低血糖指数，就能获得显著改善血糖的效果。

血糖负荷“控量”

血糖指数的应用只考虑碳水化合物的“质量”，但不能反映“数量”，也不适合区别单位重量食物的血糖负荷效应，也不能反映膳食总能量的控制和平衡膳食的搭配。因此，在此基础上，人们提出了血糖负荷（GL）的概念。

GL表示单位食物中可利用碳水化合物质量（含糖量）与血糖指数的乘积。GL=GI×摄入食物中实际可利用的碳水化合物的量（g），它将摄入糖类的质量和数量结合起来，可用来定量评定膳食总的血糖效应，对实际提供的食物或总体膳食模式的血糖效应进行定量测定。

一餐中的GL会影响血糖浓度，进而影响血液胰岛素浓度。一般来说，GL≤10的食物称低GL食物，而GL≥20的食物是高GL食物，两者之间的是中GL食物。低GL食物可减少餐后胰岛素的上升，降低了胰岛素分泌的需求，让胰岛β细胞充分地休息。

例如，西瓜和苏打饼干的GI都是72，但100g食物所含碳水化合物却大不相同，苏打饼干每100g所含碳水化合物约76克，其GL大约为55，而100g西瓜所含碳水化合物约7克，其GL约为5，两者的GL相差10倍之多。由此可见，血糖负荷是将摄入碳水化合物的质量和数量结合起来以评价膳食总的血糖效应的指标，对于指导饮食更有实际意义。

常见食物血糖指数（GI）

食物类	食品名称	GI
糖类	麦芽糖	105
	葡萄糖	100
	绵白糖	83.8
	蜂蜜	73
	蔗糖	65
	巧克力	49
	果糖	23

续表

食物类	食品名称	GI
谷薯类	馒头（富强粉）	88
	糯米饭	87
	大米饭	83
	糙米	87
	面条（小麦粉，湿）	82
	烙饼	80
	玉米片	79
	油条	75
	小米（煮饭）	71
	糙米饭	70
	大米粥（普通）	69
	玉米面（粗粉，煮粥）	68
	荞麦面馒头	67
	大麦粉	66
	大米糯米粥	65.3
	粗麦粉	65
	小米粥	62
	荞麦面条	59
	燕麦麸	55
	黑米饭	55
	玉米（甜，煮）	55
	荞麦（黄）	54
	黏米饭（含直链淀粉高）	50
	通心面（管状，粗）	45
	黑米粥	42.3
	小麦（整粒煮）	41
	稻麸	19
蔬菜类	南瓜	75
	胡萝卜	71
	麝香瓜	65
	甜菜	64
	山药	51
	芋头（蒸）	47.7
	西红柿汤	38
	雪魔芋	17
	朝鲜蓟	<15
	芦笋	<15
	西蓝花	<15
	菜花	<15
	芹菜	<15
	黄瓜	<15
	茄子	<15
	鲜青豆	<15
	莴笋（各种类型）	<15
	生菜	<15
	青椒	<15
	西红柿	<15
	菠菜	<15

续表

食物类	食品名称	GI
薯类、淀粉及其制品	马铃薯（烧烤，无油脂）	85
	马铃薯（用微波炉烤）	82
	甘薯（红，煮）	76.7
	马铃薯泥	73
	马铃薯（煮）	66
	马铃薯片（油炸）	60
	马铃薯（烤）	60
	甘薯（山芋）	54
	苕粉	34.5
	藕粉	32.6
	粉丝汤（豌豆）	31.6
	马铃薯粉条	13.6
水果类及其制品	西瓜	72
	菠萝	66
	杏（罐头，含淡果汁）	64
	葡萄干	64
	桃（罐头、含糖浓度高）	58
	杧果	55
	香蕉	52
	猕猴桃	52
	葡萄	43
	柑	43
	苹果	36
	梨	36
	杏干	31
	生香蕉	30
	桃	28
	柚	25
	李子	24
	樱桃	22
豆类及其制品	黄豆面（有面粉）挂面	67
	黑豆汤	64
	黑豆	42
	青刀豆	39
	扁豆	38
	绿豆	27
	四季豆	27
	扁豆（红，小）	26
	豆腐干	23.7
	豆腐（冻）	22.3
乳及乳制品	酸奶（加糖）	48
	老年奶粉	41
	酸奶酪（普通）	36
	牛奶（加糖和巧克力）	34
	酸奶酪（低脂）	33
	脱脂牛奶	32
	牛奶	28
	全脂牛奶	27
	降糖奶粉	26
	牛奶（加人工甜味剂）	24
	豆奶	19
	低脂牛奶	12

续表

食物类	食品名称	GI
方便食品	面包	90
	白面包	87
	燕麦片	83
	苏打饼干	72
	小麦饼干	70
	面包（小麦粉，去面筋）	70
	即食羹	70
	小麦片	69
	营养饼	65.7
	高纤维黑麦薄脆饼干	65
	面包（粗面粉）	64
	油酥脆饼干	64
	汉堡包	61
	比萨饼（含乳酪）	60
	酥皮糕点	59
	荞麦方便面	53.2
饮料类	芬达软饮料	68
	软饮/苏打饮料	63
	冰激凌	61
	可乐—软饮	53±7
	橘子汁	52
	冰激凌（低脂）	50
	葡萄汁	48
	柚子汁（不加糖）	48
	菠萝汁（不加糖）	46
	巴梨汁（罐头）	44
	苹果汁	41
	可乐饮料	40.3
	芬达	34
	水蜜桃汁	32.7
混合膳食及其他	牛肉面	88.6
	米饭+红烧猪肉	73.3
	玉米面+人造黄油（煮）	69
	米饭+蒜苗炒鸡蛋	68
	馒头+黄油	68
	二合面窝头（玉米面+面粉）	64.9
	米饭+炒蒜苗	57.9
	米饭+芹菜炒猪肉	57.1
	馒头+酱牛肉	49.4
	馒头+芹菜炒鸡蛋	48.6
	饼+鸡蛋炒木耳	48.4
	芹菜猪肉包子	39.1
	硬质小麦粉肉馅馄饨	39
	米饭+鱼	37
	三鲜饺子	28
	猪肉炖粉条	16.7

注：摘自《中国食物成分表》。

常见食物的血糖负荷（GL）

食物名称	GL（每100g）	食物名称	GL（每100g）	食物名称	GL（每100g）
大米饭	16.2	方便面	7.2	西瓜	9.9
荞麦面包	16.4	苕粉	7.1	香蕉	8.1
糯米饭	17.8	藕粉	6.9	菠萝	6.3
烙饼	14.7	南瓜	5.9	猕猴桃	6.2
苏打饼干	13.7	胡萝卜	5.5	豆奶	4.9
白面馒头	13.3	绿豆挂面	5	苹果	4.4
小米粥	13.3	莲子	5	橙子	4.4
全麦面包	12.1	芋头（蒸）	5	葡萄	4.3
小麦面包	11.8	山药	4.4	草莓	4.3
冰激凌	11.1	绿豆	3.8	杧果	3.9
土豆（煮）	11.0	四季豆	3.3	梨	3.7
汉堡	10.7	米线	3.2	桃子	3.1
寿司	9.6	豆腐干	1.3	柚子	2.3
油条	9.4	豆腐	0.8	李子	1.9
玉米面粥	9.4	洋葱	1.2	全脂牛奶	1.5
栗子	10.7	土豆粉	2.7	脱脂牛奶	2.6
黄豆挂面	9.8	蚕豆（五香）	2.5	酸奶（原味）	2.3

糖尿病患者水果食用宜忌

有的人患上糖尿病以后，担心吃水果会导致血糖水平升高，基本就不再怎么碰这些维生素丰富的物质，这其实是一种误区。水果本身含有丰富的营养物质，选择适当的水果食用，对缓解糖尿病症状大有裨益。临床研究显示，与食用一个或不吃水果相比，每天食用两个中等大小的低热量水果可以降低糖尿病患者的空腹血糖、餐后血糖和糖化血红蛋白的水平。这可能与水果中富含抗氧化营养素有关。

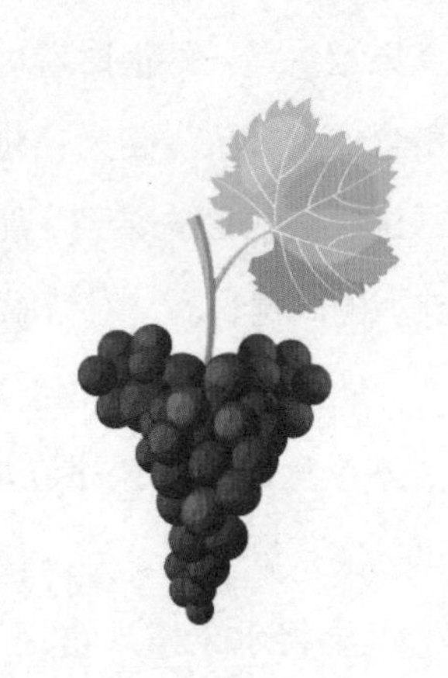

在食用水果的时候，要注意以下几点。

不要过量

即使再有益健康的食物也要注意控制用量，否则就是过犹不及。糖尿病患者一定要注意控制总碳水化合物的摄入量，在吃水果的同时就要减少主食的摄入量，以使每日摄入的总热量保持恒定。一般来说，1份水果（约200g）大约等同于25g大米的热量，也就是说，如果你吃了1份水果，就应该少吃差不多25g的米饭。

选择合适的时间

糖尿病患者切忌空腹及餐后吃水果，可在两餐之间或睡前进食。一般在上午9点到9点半，下午3点到4点以及晚上9点左右进食为宜。这样既可预防低血糖，又可保持血糖不发生大的波动。

要选择低糖水果食用

食用水果前要了解水果中的含糖量，不同的水果含糖量存在很大差异。含糖量较低的水果有苹果、梨、桃、杏干、樱桃、葡萄等，糖尿病患者可以选用；含糖量较高的水果有红枣、葡萄干、菠萝、西瓜等，要谨慎食用。有的蔬菜可作为水果食用，如西红柿、黄瓜、菜瓜等，每百克含糖量在5g以下，且富含维生素，适合糖尿病患者食用。

不要用水果罐头来替代水果

水果罐头在过去物质匮乏的时候很流行，过年走亲戚、看望患者等场合拎几瓶水果罐头是一件很时髦也很有面子的事情。对于糖尿病患者来说，要慎食或者是不食这类罐头。因为在将普通的水果加工制作成罐头的过程中，会加入大量的糖，这样做的目的除了增加甜度和口感外，还有防腐的作用。所以，水果罐头属于典型的高糖食品，对糖尿病患者不利。

一些反季节水果也要减少食用量

不少反季节水果常在成熟之前被应用膨大剂、催熟剂、增红剂等处理过，不仅果实未成熟，还对身体有一定不良影响。

不要将水果榨汁食用

将水果榨成果汁的过程中，会损失一些膳食纤维，使得其血糖指数高于完整的水果。而且，食用整块的水果因为其体积大，饱腹感强，咀嚼时需要消耗的时间也更长，可以避免进食过量。

在有条件的情况下，糖尿病患者最好在食用水果时注意监测食用之前和之后的血糖。如果两次的血糖监测指标相差不大，则可以放心地食用此种水果；否则，应谨慎食用。

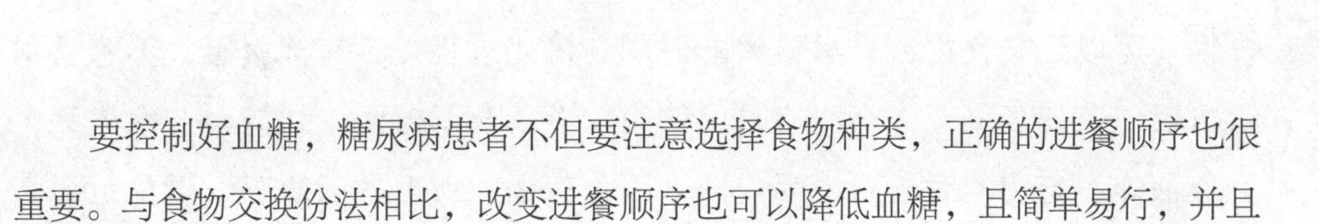

“蔬菜—肉类—主食”，吃饭顺序也会影响血糖值

要控制好血糖，糖尿病患者不但要注意选择食物种类，正确的进餐顺序也很重要。与食物交换份法相比，改变进餐顺序也可以降低血糖，且简单易行，并且能长期坚持。

研究显示，在糖尿病患者中与先吃主食后吃蔬菜/荤菜的进餐顺序相比，先吃蔬菜/荤菜后吃主食，其餐后血糖、胰岛素水平显著降低。进一步研究显示，按照蔬菜—荤菜—主食的顺序进餐可降低餐后血糖波动。

先吃蔬菜

进餐时先食用膳食纤维丰富的蔬菜，能够很快提高饱腹感，减少后面主

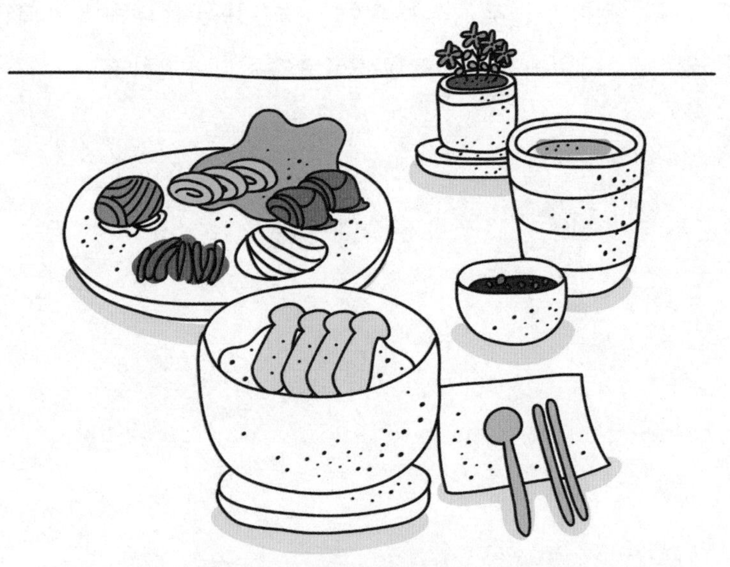

进餐时，先吃蔬菜比先吃主食的降糖效果好

食的摄入。研究发现，每餐先吃150g以上的蔬菜，可以明显稳定餐后血糖。这是因为蔬菜里面含有较多的膳食纤维，可延长碳水化合物的分解时间，从而延迟糖类在小肠里的吸收，进而延缓了餐后血糖剧烈升高。

再吃豆鱼肉蛋类

豆鱼肉蛋类的碳水化合物含量少，对人体的血糖水平影响较小。这一类食物还可以延长食物在胃里停留的时间，消化过程慢，有饱腹感，不容易觉得饥饿。在加工烹调肉类时应采用较为清淡的烹调方法，如清蒸、水煮等，避免油炸。吃肉的时候要少喝肉汤，因为肉汤中所含的嘌呤高，以免引起高尿酸血症，进而引发痛风。

最后吃主食

米饭、馒头等主食中的碳水化合物含量较高，对血糖影响大。放在蔬菜与肉类之后吃，可避免使血糖骤升。开始进食后10～15分钟再吃主食，效果比较明显。

主食的选择应注意少稀多干，也就是多吃一些块状食物，如玉米、窝头等，少食用面条、疙瘩汤一类的流质食物。这些块状食物在胃里消化的时间长，血糖上升较慢，可以有效抑制糖尿病患者餐后血糖的升高。

第6招

坚持运动

糖尿病患者在运动的时候能够使血液循环得到改善，提高心肺功能，增加胰岛素敏感性，对于控制血糖有好处。

运动降糖，坚持就有效

生命在于运动，对于糖尿病患者而言更是如此。与饮食疗法一样，运动疗法也属于治疗糖尿病“五驾马车”中重要的一驾。运动疗法特别适合2型糖尿病肥胖患者和血糖值在11.1～16.7mmol/L的非肥胖患者，病情稳定的1型糖尿病患者也适用。流行病学研究结果显示：规律运动8周以上可将2型糖尿病患者体内的糖化血红蛋白含量降低0.66%；坚持规律运动12～14年的糖尿病患者病死率显著降低。

中等强度运动的降糖作用可维持12～16小时

糖尿病患者在运动的时候能够使血液循环得到改善，提高心肺功能，增加胰岛素敏感性，对于控制血糖有好处；运动还能增加肌肉对血液中葡萄糖的吸收和利用，运动过程中的肌肉和肝脏还会摄取大量葡萄糖补充糖原消耗，令体内的血糖水平进一步下降。研究发现，中等量的运动降糖作用能维持12～16小时之久。

适量而定期的运动，不仅可以降低血糖，还能减少降糖药的剂量。不少病情较轻的糖尿病患者，仅仅通过饮食疗法和合理的运动，就可以使血糖得到有效控制。特别是对于儿童糖尿病患者来说，经常参加运动的患儿代谢控制比较好，其并发症的发生率和病死率都明显低于不运动的患儿。

运动不是可有可无的事情

《中国糖尿病运动治疗指南》指出，对糖尿病高危人群来说，坚持每天30分钟以上的运动干预，不论是轻度运动，还是剧烈运动，均能降低葡萄糖耐量，减低进展为糖尿病的风险。对空腹血糖异常者，运动也能明显降低其进展为糖尿病的风险。所以糖尿病前期者如果想预防糖尿病，可以每天坚持30分钟以上的体育锻炼。

运动时，要选择适合自己身体和年龄状况的运动方式，根据不同病情、体质、兴趣爱好等采取不同的运动方式，不可勉强为之。比如老年糖尿病患者就不适合快跑、踢足球等剧烈的运动方式。因为运动不当可使血压上升，心肺负担加大，血糖升高，甚至发生心肌梗死及猝死等严重后果。老年糖尿病患者由于大多伴有不同程度的大、小血管病变，建议采取餐后散步45分钟的方式进行。走路作为最简便易行的中等强度的有氧运动，是世界卫生组织认定的“世界上最好的运动”。

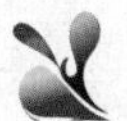

运动时的注意事项

糖尿病患者运动要坚持“三原则”：持之以恒、因人而异、循序渐进。运动之前，要对自身的身体状况和病情进行评估，在医生的指导下制订适合自己的运动规划。

运动时，有一些注意事项如下。

1.糖尿病患者在开始着手进行运动之前，如果条件允许最好到医院做一次必要的检查，如血糖监测、尿常规、血压、心电图、肝肾功能及血脂等，根据检查结果制订合理的运动强度。

2.为了预防糖尿病足，运动的时候要注意避免足部损伤，选择合适的运动鞋。穿鞋之前要检查鞋内是否有异物，及时清理以防受到伤害。出现足部或其他部位受到小伤要及时处理或到医院治疗，不要放任不管，以免“小洞不补，大洞吃苦”，最终酿成大祸，导致严重感染、坏疽、截肢等。

3.2型糖尿病患者在合理运动的过程中很少引起低血糖反应（颤抖、虚弱、异常出汗、焦虑、口和手发麻、神经质、头痛、视力障碍、反应迟钝、遗忘、昏迷），即使运动时间稍长也不会出现明显的低血糖反应。1型糖尿病患者在运动的时候如果

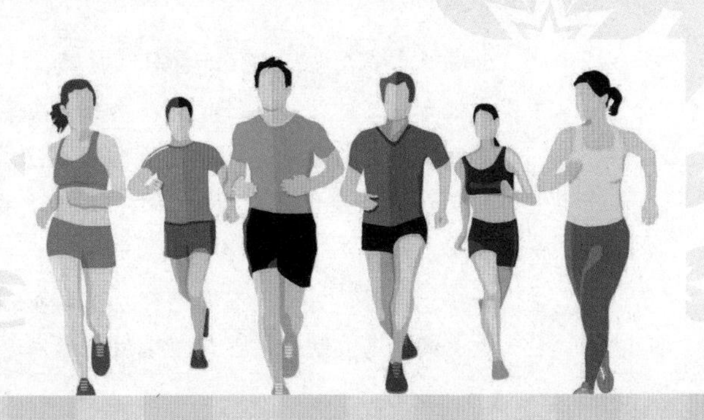

饮食和胰岛素用量配合不好，有可能发生低血糖现象。所以，在运动的时候可随身携带一些如饼干、糖块、巧克力等食物或含糖的饮料和水，尤其是在运动量相对较大时，一定要及时补充糖和水分。

4.在运动前最好进行一下血糖的自我监测，空腹血糖＞16.7mmol/L、反复低血糖（＜3.6mmol/L）或血糖波动较大、有酮症等急性代谢并发症、合并急性感染、增殖性视网膜病变、严重肾病、严重心脑血管疾病等情况下不宜运动，待病情控制稳定后方可逐步恢复运动。

5.在运动前要补充一定量的水分，以保证身体运动的需要，运动前要做好热身运动，活动肌肉、关节，以免运动中拉伤肌肉。

6.为保证安全，糖尿病患者最好结伴运动，这样做的好处一方面是由于同伴间的鼓励、竞争和指点，会让锻炼变得更加有趣；另一方面是一旦锻炼的时候出现意外也能得到及时帮助。

7.运动后的散热与健身前的热身一样重要，因为运动后机体需要一段时间才能恢复正常的稳定状态。否则心脏就会负荷过重，对健康无益。因此，应注意在运动后不要立刻停下来休息，仍需要进行一些缓慢动作，让心跳稳步回到每分钟120次以下或更低些。

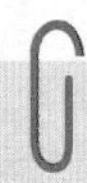

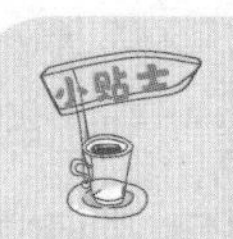

这些情况下不宜运动

运动疗法对控制血糖大有帮助，但任何事情都要注意方式方法，掌握一个“度”，糖尿病患者在出现下列情况时不宜盲目运动。

如果是重症糖尿病患者，血糖控制不佳，在清晨未注射胰岛素前不要进行运动，因为这一时段身体内的胰岛素分泌很少，一旦运动量稍大就容易发生酮症。

出现糖尿病并发症者，如糖尿病肾病、视网膜病变、心血管疾病、最近发生过血栓、肺结核病、肝病、急性感染等，应暂停运动。

使用胰岛素的患者，在胰岛素作用最强的时段，如上午11时左右不宜进行运动。在注射胰岛素后、吃饭以前，也要避免运动，防止发生低血糖。

妊娠、腹泻、呕吐、不能进食、有低血糖危险、血糖太高、胰岛素用量太大、病情易波动者，也应该慎用或不用运动疗法。

掌握合理的运动强度

判断运动强度最简单的方法就是“交谈试验法”：在运动的时候如果还能达到自然交谈的程度，表示运动强度比较合适；如果运动中有交谈困难，表示运动强度太大，应该降低运动强度。

还有一种方法是“最大心率法”。运动心率是指人体在运动时保持的心率状态。不管是有氧运动，还是无氧运动，只有保持合适的心率才能达到较佳的运动效果。保持最佳运动心率对于运动效果和运动安全都很重要，糖尿病患者在运动的时候更要注重运动心率，如果心率过高，会导致恶心、头晕、胸闷，血糖急剧降低，而且减脂效果也不好。

对于普通人来说，运动后的心率达到最大心率的50%～80%是合适的运动强度。

最大心率（次/分）=220-年龄，患者可以通过自数脉搏得知自己的心率。

对于老年人来说，适宜的有氧运动心率=170－年龄。如年龄为60岁，参加有氧运动时，心率宜控制在170－60=110次/分。对体弱且年纪较大的人来说，为了安全，可以选择（170－年龄）×90%的公式

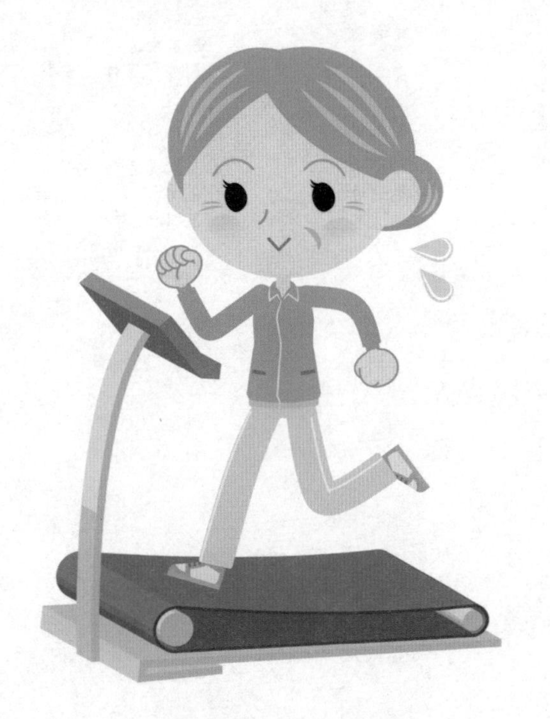

运动时要注意运动心率

来计算适合自己的心率。

如果伴有心脏病、呼吸系统疾病或其他严重疾病，则不适合上述公式。这些人要量力而行，以不出现心慌、心绞痛、呼吸困难、全身不适为宜。

总之，由于个体差异的存在，每个人的运动感觉亦有所不同，运动强度的掌握必须因人而异。患者在开始锻炼时应根据自己的具体情况确定运动强度，一般从最小的运动强度开始。

运动与消耗能量的关系

运动方式	消耗能量
轻度运动	散步（<60步/分），30分钟可消耗能量100kcal
中度运动	1.快步（>60步/分），每小时消耗能量300kcal 2.骑自行车，每小时消耗能量300kcal 3.自由泳，每小时消耗能量200kcal 4.跳广场舞，每小时消耗能量330kcal
重度运动	1.球类运动，每小时消耗能量450kcal左右 2.滑雪，每小时消耗能量600kcal 3.划船，每小时消耗能量1000kcal

这些简单运动可以降血糖

慢跑

慢跑也叫缓跑或缓步跑，是一种中等强度的有氧运动，目的在以较慢或中等的节奏来跑完一段相对较长的距离，以达到热身或锻炼的目的。慢跑时，跑步的节奏应该尽可能维持不变，躯干伸直，双臂弯曲，两手放松，头不能摆动。呼吸同样应该有节奏，用鼻子吸气，嘴巴呼气，以避免出现岔气。

对于初学者或是中断体育运动较长时间的人来说，一开始每次运动最好不要超过10~15分钟，中间可以有一个慢走的过程。慢跑时间可以在一个月内逐步提升到20分钟。

散步

散步是一种比较悠闲的运动，速度以每分钟60～90步为宜，每次20～30分钟。长期以来，人们只是更多地把散步当成茶余饭后休闲的一种随意活动。随着社会的发展，散步在医学领域中的重要价值正越来越受到人们的普遍关注。糖尿病患者进行适当的散步运动，不会因为过度的劳累造成血压上升，当遇到心跳加快或者其他的不适时，也可以及时得到救助。一边散步，一边按摩腹部，还可以防治消化不良和胃肠道慢性疾病。

健身操

不少糖尿病患者随着病情的加深会出现手指疼痛、脚趾麻木等症状。可以试着做以下活动：身体往上拔，脚掌支撑，脚后跟离地，一上一下地踮脚，同时手臂手掌全力张开，做“抓”的动作，每抓一把，脚底下都随之运动。刚开始可重复5次，逐渐增加到重复25次，运动时间可选择早晨起床后和晚间上床休息前进行。

太极拳

太极拳属于我国的传统体育养生术，具有轻松柔和、连贯均匀、圆活自然的特点，对神经系统、呼吸系统、循环系统、消化系统、内分泌系统、泌尿系统、运动系统等都有良好作用。再加之太极拳要求意识引导动作，配合深、长、细、缓、匀的呼吸，练习之后，周身经络疏通、血脉流畅、身心舒适、精神爽快，特别适合糖尿病等慢性病患者练习。有研究发现，糖尿病患者在连续打12周太极拳后，血糖指标有了较大幅度的降低，体内的调节性T细胞有所增加，这种细胞有助于保持免疫系统功能正常。

间歇性运动

间歇性运动是指在正常运动过程中增加几次强度更高的运动，比如慢跑与快跑结合，散步与快走结合等。研究发现，间歇性运动有助于降低血糖水平、改善心血管健康和增强运动毅力。进行间歇性运动时要注意：插入高强度运动的时间一开始可以是15～30秒，之后逐渐增加到1～2分钟。

改善糖尿病主要并发症运动处方表

并发症	强度	时间	频率	方式
高血压	低中	≥30分钟	>4天/周	太极拳、瑜伽、步行等舒缓方式的有氧运动
冠心病	低	20～45分钟	3～4天/周	太极拳、步行、骑车等有氧运动
心肌病	低	20～45分钟	3～4天/周	太极拳、步行、骑车等有氧运动
动脉硬化	中	≥30分钟	每天1次	躯干和非受累肢体的牵张训练等有氧运动
慢阻肺	中	≥30分钟	2～5天/周	有氧运动、抗阻训练

运动配饮食，里应外合让控糖效果加倍

运动前1小时，适当吃一些食物或者喝一点运动饮料来补充能量，可在一定程度上提升运动质量。食物可以选择一些易消化、高营养的种类。如果没有条件饮用运动饮料，用白开水代替也是可以的。

运动当天的早餐和加餐可食用：奶制品、谷类、水果、饮料。午餐和晚餐可食用生的蔬菜、面包、奶制品、一个水果，至少有一餐保证有肉或鱼；如果有一餐保证有烹制的蔬菜，另一餐就要有含淀粉的食物。

运动后会使人胃口大开，但不管怎样，运动不能成为大吃一顿的借口，因为大鱼大肉过后，可能会导致前面的运动效果打了“水漂”。

单纯使用运动疗法效果不好，如果在运动时也能控制饮食，会让控糖的效果加倍。一旦运动形成规律后应该适当调整饮食和药物的剂量，以期运动、饮食、药物三者达到新的平衡。

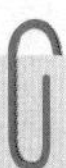

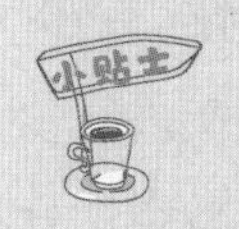

运动时要注意预防低血糖

如果在运动的过程中或运动结束后出现饥饿、心慌、盗汗、头晕及四肢无力等症状时，提示可能是低血糖的反应。遇此情况不要惊慌，患者需要立即停止运动，吃下随身携带的甜点或食物，休息数分钟，低血糖一般可缓解。如10分钟后症状依旧没有明显好转，可再次进食。如果情况严重，要及时就医。

糖尿病患者运动时间有讲究

俗话说“一日之计在于晨”，对于健康人来说，早晨是锻炼身体的好时机，但对于糖尿病患者来说，则不宜过早。特别是在清晨空腹锻炼，极易引起低血糖，甚至出现低血糖昏迷。

从空气质量来说，城市里的空气污染在昼夜有两个高峰，也有两个相对清洁的低谷。污染高峰一般在日出前后和傍晚，两个相对清洁时段是上午10时和下午3时前后。在空气质量不佳的早晨锻炼，随着呼吸加深、加快，污物、灰尘、细菌很容易经呼吸道进入体内。特别是糖尿病患者，抗病能力差，极易造成肺、气管感染而加重病情。

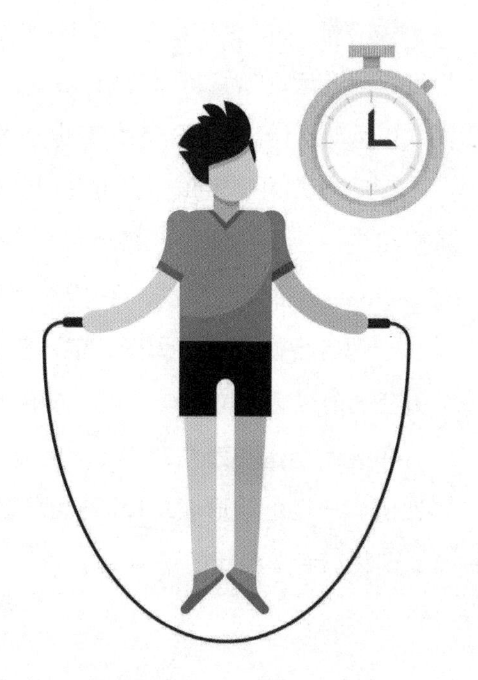

糖尿病患者运动时不但要注意运动强度，也要注意运动时间

在冬季，早晨温度很低，而糖尿病患者又多有心脑血管疾病等并发症，遇冷空气刺激或劳累很容易突然发病。特别是患有心脑血管疾病等慢性并发症的糖尿病患者，更应该注意避免在早晨进行运动。临床上常遇到早晨空腹锻炼而致昏厥的糖尿病患者。糖尿病患者（尤其并发有心脑血管疾病者）应把清晨到上午9点作为运动的“警戒线”，在此时间内不要急躁、紧张、生气等，也不要参加较大运动量的活动。另外，在夜晚也不宜运动，以免加重低血糖发生的风险。

合理安排日常作息

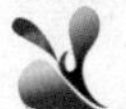

保证 8 小时睡眠

健康的生活方式不只包括规律的饮食和积极的运动，还应注意一天的睡眠时间。哈佛大学的一项针对6万名55岁以上女性的研究称，中老年女性每天睡眠不足6小时或超过8小时，罹患2型糖尿病的风险都会上升，风险最低的是每晚睡7～8小时者。

对于已经患有糖尿病的人来说，要想平稳降糖，更要保证充足的睡眠。晚上睡觉的时间不要太迟，最好在22点之前上床睡觉，在第二天早晨6～8点起床，每天睡眠时间保持在8小时左右。午饭后可适当午休，但午睡时间不要超过1小时。

如果因工作等原因前一天晚上睡得晚，第二天早晨需要补充睡眠，也最好在早晨8点之前起来，在服用降糖药物或注射胰岛素并进食早餐后，再去“补觉”。

对于某些注射胰岛素的患者来说，睡懒觉还可能会导致低血糖反应的发生，特别是使用中长效胰岛素的患者，如果早晨不及时吃饭，前一天晚上注射的药物还在起作用，很容易发生低血糖。对于年纪比较大的糖尿病患者来说，睡眠中的低血糖会导致昏迷，严重时甚至会危及生命。

注意生活规律

“不以规矩，不能成方圆”，规律的生活方式是身体健康的基础，对长期稳定控制血糖及防治并发症也有重要意义。反之生活无规律，不注意饮食控制、不适当参加体力活动及控制体重，将会产生严重后果：血糖不能很好地控制，导致并发症不知不觉地发生进展。

注意口腔卫生

牵一发而动全身。糖尿病对全身健康有很大影响，口腔也不例外。研究显示，五分之一的牙齿缺失病例与糖尿病有关。糖尿病患者易出现口腔问题的原因是，口腔中的细菌容易在牙龈上繁殖，进而引发牙周病。特别是血糖控制不佳的糖尿病患者，发生牙龈问题的风险更高。

糖尿病患者在患有口腔疾病时一定要及时就医，在平时也应多注意口腔卫生，加强口腔护理。口腔护理的目的是保持口腔的清洁、湿润，预防口腔感染等并发症，还可以防止口臭，保持口腔正常功能。

糖尿病患者若需拔牙或进行牙科治疗时，须先进食，并监测血糖，以免治疗后暂时不能进食，而导致低血糖。

避免受凉和感染

在天气寒冷的季节，糖尿病患者应随时注意身体的保暖，因为身体受凉后容易使体内出现炎症而导致血糖升高，甚至出现下肢循环障碍。寒冷会让人体的血管收缩，导致组织供血减少，所以患者应穿保暖的鞋袜和裤子。坐位时，不要一条腿交叉地压在另一条腿上，以免压迫、封闭下肢血管。

任何感染都有可能导致糖尿病的加重。糖尿病患者一旦发生呼吸道感染、肝炎、肠胃炎、疖肿、胰腺炎、结核病、肺炎、尿路感染等，应尽快治疗，否则很容易引起多种并发症。

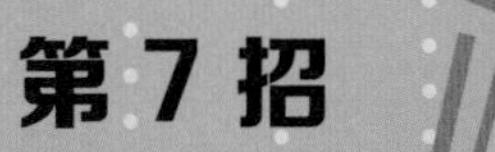

选对药物

有的患者经过治疗后，血糖控制得比较好，达到了正常值，就自作主张停止服用降糖药，这种做法对身体的危害极大。

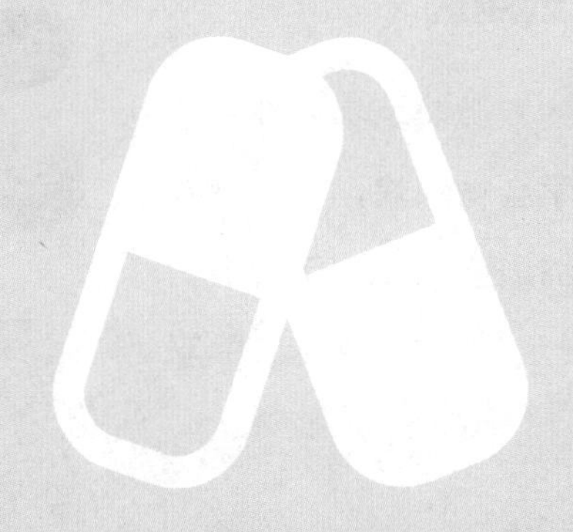

了解各类降糖药的药理和习性

饮食和运动疗法是控制2型糖尿病的基本措施，在饮食和运动不能使血糖值达标时，应及时采用药物治疗。

口服降糖药的类型

目前，糖尿病的治疗药物包括口服降糖药物和胰岛素。口服降糖药根据作用效果的不同，可以分为促进胰岛素分泌的药物和通过其他机制降低血糖的药物，前者主要的种类有磺脲类、格列奈类、二肽基肽酶-4抑制剂（DPP-4抑制剂），后者主要的种类有双胍类、噻唑烷二酮类（TZD）、钠-葡萄糖共转运蛋白2抑制剂（SGLT-2抑制剂）、α-葡萄糖苷酶抑制剂。其中，磺脲类和格列奈类直接刺激胰岛素分泌；DPP-4抑制剂通过减少体内胰高血糖素样肽的分解，从而促进胰岛素分泌；双胍类的主要药理作用为减少肝葡萄糖的输出；TZD的主要药理作用为改善胰岛素抵抗；SGLT-2抑制剂的药理作用是可以抑制肾脏对葡萄糖的重吸收，使过量的葡萄糖从尿液中排出；α-葡萄糖苷酶抑制剂的主要药理作用为延缓碳水化合物在肠道内的消化吸收。

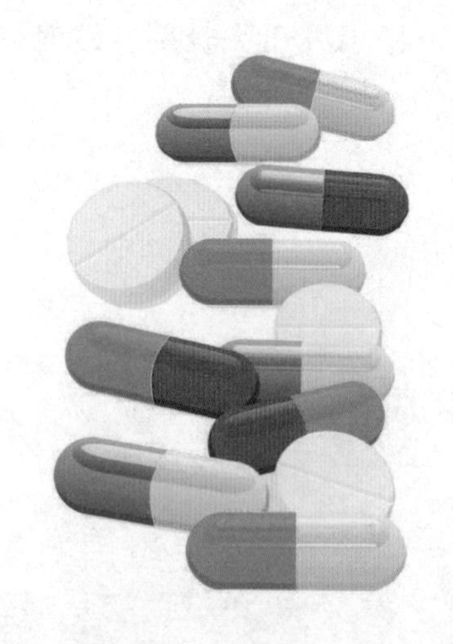

二甲双胍是首选用药

目前，临床上使用的双胍类药物主要是盐酸二甲双胍，在中华医学会糖尿病学分会制定的《中国2型糖尿病防治指南（2020年版）》中，从经济、疗效和安全性出发，将二甲双胍作为一线降糖用药的首选。此外，许多国家和国际组织制定的糖尿病诊治指南，也推荐二甲双胍作为2型糖尿病患者控制高血糖的一线用药和药物联合中的基本用药。

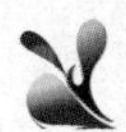

降糖药物使用禁忌

使用药物治疗时，首先要了解药物的禁忌证和适应证；其次要同时配合饮食治疗和运动治疗，不能仅仅依赖降糖药；最后是在药物治疗过程中要重视血糖监测，通过血糖监测可以了解血糖控制情况和影响因素，及时调整药物的种类和剂量，避免血糖起伏波动过大。

在选择降糖药的时候，有的患者由于自己服用的降糖药有效，就到处给其他患者推荐，这种做法并不可取。因为降糖药的选择因人而异，不同个体、不同的身体状况都会影响药效，选择药物要考虑如疗效、心血管安全性、年龄、肝肾功能、低血糖风险、是否怀孕等因素，要在医生的指导下正确使用，切忌自作主张、盲目选择。

常见口服降糖药的种类和功能主治

药物种类	功能主治
双胍类	口服降糖药中的“元老”，也是国际公认的糖尿病首选药物，降糖作用显著，主要是由于增加基础状态下葡萄糖的无氧酵解和利用、增加骨骼肌和脂肪及组织的葡萄糖氧化与代谢，减少肠道对葡萄糖的吸收。此类药物不诱发低血糖反应，还具有保护心血管的作用，如调脂、抗血小板凝集等。但对于有严重心、肝、肺、肾功能不良的患者，不推荐使用。一般建议餐后服用。常用药物有：二甲双胍（甲福明、降糖片）、苯乙双胍（降糖灵）
磺脲类	临床上治疗2型糖尿病的主流用药，主要通过刺激胰岛素分泌而发挥作用，而不是增加β细胞胰岛素的合成。不适合肥胖的糖尿病患者服用，因其促进胰岛素分泌增多，导致患者食欲增加，难以控制体重。常用药物有：格列本脲（优降糖）、格列齐特（达美康）、格列吡嗪（美比达）、格列喹酮（糖适平）、甲苯磺丁脲（D-860）
α-葡萄糖苷酶抑制剂	通过抑制小肠黏膜上皮细胞表面的糖苷酶，延缓糖类的吸收，从而降低餐后血糖，故适宜那些单纯以餐后血糖升高为主的患者。餐前即服或与第一口饭同服，且膳食中必须含有一定的糖类（如大米、面粉等）时才能发挥效果。常用药物有：伏格列波糖、阿卡波糖（拜糖平）等

续表

药物种类	功能主治
噻唑烷二酮类（TZD）	为胰岛素增敏药，降糖作用主要是改善肌肉与脂肪组织对胰岛素的敏感性，抑制肝糖的产生，并能改善与胰岛素抵抗有关的多种心血管危险因素。该类药物可能有一定的肝毒性，使用前后要定期检查肝功能；另外最好不要与胰岛素一起使用。常用药物有：罗格列酮、吡格列酮
格列奈类	主要通过刺激胰岛素的早期分泌而降低餐后血糖，具有吸收快、起效快和作用时间短的特点，需在餐前服用，可单独使用或与其他降糖药联合应用（磺脲类除外）。常见不良反应是低血糖和体重增加。常用药物有：瑞格列奈、那格列奈和米格列奈
二肽基肽酶-4抑制剂（DPP-4抑制剂）	单独使用此类药物不增加低血糖发生的风险，也不增加体重。有肾功能不全的患者使用时，应注意按照药物说明书来减少药物剂量。常用药物有：西格列汀、沙格列汀、维格列汀、利格列汀和阿格列汀

如何选择适合自己的降糖药

没有最好的药，只有合适的药。糖尿病患者在用药问题上，必须要听从专科医生的治疗建议，千万不要人云亦云、盲目跟风。

选择降糖药物时，要从以下几个方面考虑。

按照胰岛功能用药

在服用降糖药之前，应去正规医院做一次胰岛功能检查，了解自身体内胰岛素的分泌情况及有无胰岛素抵抗。如果胰岛素的分泌功能严重衰退，应采用胰岛素治疗；如果胰岛素分泌功能尚好，可以选用促进胰岛素分泌的药物；如果存在胰岛素抵抗，可以选用胰岛素增敏剂，如罗格列酮、吡格列酮，此类药物能从多方面增强胰岛素敏感性，达到降低血糖的目的。

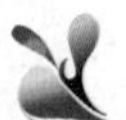

根据体重用药

在用药上，身体肥胖的人宜选择不会增加体重的药物，如双胍类、α-葡萄糖苷酶抑制剂类药物；而体重较轻者一般可选择磺脲类药物和胰岛素。

结合年龄用药

糖尿病患者的年龄层次悬殊，既有儿童，又有老人，所以用药也要从年龄出发。为安全起见，老年患者因为对低血糖的耐受能力差，不宜选用长效、强力降糖药物，应选择服用方便、降糖效果温和的降糖药物。低龄的糖尿病患者如果是1型糖尿病，则必须用胰岛素治疗；如果是2型糖尿病，除胰岛素外，目前只有二甲双胍被FDA（美国食品药品监督管理局）和欧盟批准用于10岁以上的儿童。

根据高血糖类型用药

如果是单纯的餐后血糖高，而空腹和餐前血糖不高，则首选α-葡萄糖苷酶抑制剂；如果空腹、餐前血糖高，不管是否有餐后高血糖，都应考虑用磺脲类、双胍类或噻唑烷二酮类。

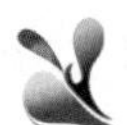

根据并发症情况用药

如果患者同时伴有血脂异常、高血压、冠心病等疾病，首先考虑使用双胍类、噻唑烷二酮类和α-葡萄糖苷酶抑制剂，这些药物既可降低血糖，又能改善心血管病的危险因素；如果患者有胃肠道疾病，最好不要使用双胍类和α-葡萄糖苷酶抑制剂；如果患者同时合并慢性支气管炎、肺气肿等缺氧性疾病，不宜选用双胍类药物，以免引起乳酸性酸中毒；如果患者有严重心力衰竭及肝病，应禁用噻唑烷二酮类药物。

常用口服降糖药的用法用量

分类	通用名	每天服用剂量（mg/d）	分服次数	低血糖	体重改变	其他不良反应
格列奈类	瑞格列奈	1~16	2~3	有	增加	
	那格列奈	120~360	2~3	少	增加	
	米格列奈	30~60	2~3	有	增加	
α-葡萄糖苷酶抑制剂	阿卡波糖	100~300	2~3	无	中性	胃肠道反应
	伏格列波糖	0.2~0.9	2~3	无	中性	胃肠道反应
	米格列醇	100~300	2~3	无	中性	胃肠道反应

续表

分类	通用名	每天服用剂量	分服次数	低血糖	体重改变	其他不良反应
双胍类	二甲双胍	500～2000	2～3	无	中性	胃肠道反应，乳酸性酸中毒
	二甲双胍缓释片	500～2000	1～2	无	中性	胃肠道反应，乳酸性酸中毒
磺脲类	格列本脲	2.5～15	1～3	有	增加	
	格列吡嗪	2.5～30	1～3	有	增加	
	格列吡嗪控释片	5～20	1	有	增加	
	格列齐特	80～320	1～2	有	增加	
	格列齐特缓释片	30～120	1	有	增加	
	格列喹酮	30～180	1～3	有	增加	
	格列美脲	1～8	1	有	增加	
	消渴丸（含格列本脲）	5～30粒	1～3	有	增加	
二肽基肽酶-4抑制剂	格列汀	100	1	很少	中性	
	沙格列汀	5	1	很少	中性	
	维格列汀	100	2	很少	中性	
噻唑烷二酮类	罗格列酮	4～8	1～2	无	增加	水肿；心力衰竭；骨折
	吡格列酮	15～45	1	无	增加	水肿；心力衰竭；骨折

胰岛素治疗是控制高血糖的重要手段

对于重症高血糖患者来说，使用胰岛素是重要的控糖手段。在某些时候，尤其是病程较长时，胰岛素治疗可能是最主要的，甚至是必需的控制血糖的措施。当然，任何患者都不能擅自决定是否使用胰岛素治疗和使用的胰岛素剂量，必须在医生的指导下进行，因为每个人的病情不一样，医生要根据不同的情况安排个性化的治疗方案。

口服降糖药效果不佳时要考虑用胰岛素治疗

1型糖尿病患者在发病的时候就需要胰岛素治疗，终身要依赖胰岛素维持生命。新发病的2型糖尿病患者如果有明显的高血糖症状、发生酮症或酮症酸中毒，也可首选胰岛素治疗。

对于2型糖尿病的“老病号”来说，当口服降糖药效果不佳或存在口服药使用禁忌时，可考虑使用胰岛素和口服降糖药来联合控制高血糖。此外，在治疗糖尿病的过程中，如果出现没有明显诱因的体重显著下降的情况，也应该尽快使用胰岛素治疗。

与口服药相比，胰岛素治疗涉及的环节较多，如药物选择、治疗方案、注射装置、注射技术、根据血糖监测结果所采取的行动等。开始胰岛素治疗的患者均应通过接受有针对性的教育来掌握胰岛素治疗相关的自我管理技能，了解低血糖发生的危险因素、症状以及掌握自救措施。

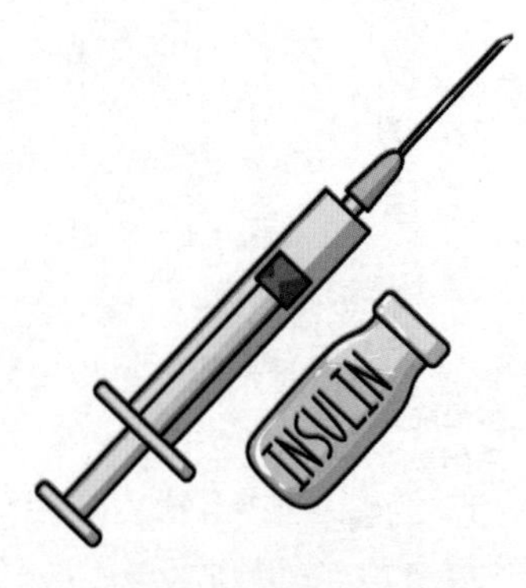

注射式胰岛素

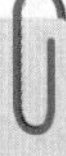

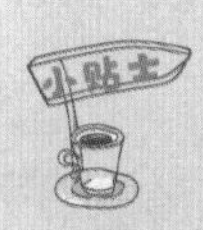

以下患者应使用胰岛素治疗

1型糖尿病患者（胰岛素绝对不足）

2型糖尿病患者发生下列情况必须用胰岛素治疗：

非酮症高渗性昏迷、乳酸性酸中毒、酮症酸中毒或反复出现酮症

糖尿病性视网膜病变发展至增殖期（视网膜出现新生血管）

中重度糖尿病肾病

中重度糖尿病神经病变

出现严重感染、创伤、大手术、急性心肌梗死及脑血管意外等应激状态肝、肾功能不全

妊娠期及哺乳期

患者同时患有需要糖皮质激素治疗的疾病

新诊断的与1型糖尿病鉴别困难的消瘦的糖尿病患者

在糖尿病病程中出现无明显诱因的体重下降时

在生活方式和口服降糖药联合治疗的基础上仍未达标者

经过最大剂量口服降糖药治疗后糖化血红蛋白＞7%者

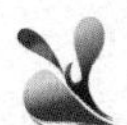

不同种类胰岛素的特点

根据胰岛素的作用特点，胰岛素制剂可分为超短效胰岛素、短效胰岛素、中效胰岛素、长效胰岛素、超长效胰岛素、预混胰岛素等。

根据给药装置不同，胰岛素制剂还可分为注射式胰岛素和非注射式胰岛素。

按照胰岛素来源和化学结构的不同，胰岛素制剂又可分为人胰岛素、动物胰岛素（猪胰岛素、牛胰岛素）和胰岛素类似物。动物胰岛素是从动物的胰腺中提取、加工而成的胰岛素。我国最早使用的胰岛素就是动物胰岛素。之后，随着基因工程以及DNA重组技术的发展，生产出了与天然胰岛素有相同结构和功能的人胰岛素。胰岛素类似物是更具有科技含量的新品，它既可模拟正常胰岛素的分泌，同时在结构上与胰岛素也相似，也是今后胰岛素的发展方向。

动物胰岛素与人胰岛素的区别在于氨基酸序列的不同，因而动物胰岛素存在一定的免疫原性，可能在人体内产生抗体而致过敏反应。不过，绝大多数的胰岛素过敏反应发生快，消退也快。很多病例报告都是在注射胰岛素后数分钟至数十分钟出现局部反应，比如皮肤红斑、瘙痒或硬结，程度较轻，大多可以在积极治疗几个月内自行缓解。

对于胰岛素的选择，建议患者在胰岛素的种类选择上使用人胰岛素，如果费用许可，可用胰岛素类似物，尽量少用动物胰岛素。

胰岛素不是“鸦片”，不会让人上瘾

有的糖尿病患者对使用胰岛素治疗心生畏惧，认为一旦使用了胰岛素就会上瘾，产生终身依赖，就如烟瘾、酒瘾一般，很难彻底戒除。更有甚者将胰岛素看成是“鸦片”，因此拒绝胰岛素治疗。这都属于认识误区。

实际上，打胰岛素不会产生依赖性，也不会令人上瘾。胰岛素是人体自身的一种激素，糖尿病的直接病因就是因为体内的胰岛素分泌少了，满足不了机体的正常需要，所以补充胰岛素是最符合人体生理需要的疗法。

有的患者打胰岛素后很难“放弃”，也绝不是因为身体对胰岛素产生了依赖，而是他们的病情需要长期的胰岛素治疗。比如，有的患者并发症严重，不用胰岛素就无法有效延缓这些并发症的发展；有的患者胰岛功能已经衰竭，胰岛素分泌严重不足，不用胰岛素就无法将血糖控制在理想范围。

注射胰岛素的时候一定要注意注射部位的轮换，若每次注射同一个部位，容易造成硬茧。另外，患者在胰岛素注射过程中应遵守针头“一针一换”的原则，多次使用会造成针尖钝化，可能导致皮下脂肪增生；如果消毒不佳还会导致注射后皮肤感染溃烂。

胰岛素要注意保存

因为胰岛素是一种蛋白质，所以最适宜的储存温度是2～8℃。瓶装胰岛素打开后（用注射器抽过）可在2～8℃的冰箱中保存1～3个月。使用时，从冰箱中取出后应在室温状态下放置20分钟再注射，以免因温度太低注入体内后引起不适。

胰岛素笔芯在未使用前，应储存在2～8℃的环境中，一旦安装在笔上（正在使用的胰岛素笔芯）就应在室温存放，不能再次放入冰箱中，且必须在一个月内用完。胰岛素怕热，即使在冬天，胰岛素也不能直接暴露在阳光照射之下，以免失效。乘坐飞机时，胰岛素不能放在行李中托运，但可以装在恒温保鲜盒内随身携带。因为飞机行李舱的温度不可控，如温度过低，胰岛素可能会结冰导致失去药效。对于已经冷冻结冰的胰岛素制剂，解冻后也不能再使用。

常用的胰岛素制剂及其作用特点

胰岛素制剂	起效时间	峰值时间	作用持续时间
短效人胰岛素（RI）	15～60分钟	2～4小时	5～8小时
速效胰岛素类似物（门冬胰岛素）	10～15分钟	1～2小时	4～6小时
速效胰岛素类似物（赖脯胰岛素）	10～15分钟	1.0～1.5小时	4～5小时
中效胰岛素（NPH）	2.5～3小时	5～7小时	13～16小时
长效胰岛素（PZI）	3～4小时	8～10小时	长达20小时
长效胰岛素类似物（甘精胰岛素）	2～3小时	无峰	长达30小时
长效胰岛素类似物（地特胰岛素）	3～4小时	3～14小时	长达24小时
预混胰岛素（HI 30R，HI 70/30）	0.5小时	2～12小时	14～24小时
预混胰岛素（50R）	0.5小时	2～3小时	10～24小时
预混胰岛素类似物（预混门冬胰岛素 30）	10～20分钟	1～4小时	14～24小时
预混胰岛素类似物（预混赖脯胰岛素 25）	15分钟	30～70分钟	16～24小时
预混胰岛素类似物（预混赖脯胰岛素 50）	15分钟	30～70分钟	16～24小时

胰岛素使用禁忌

一旦开始胰岛素治疗，需要格外注意注射当中的技巧和小细节，比如针头应随用随换、注射部位要轮换、不要在肌肉上注射等。

1.患病期间，不可以随意停止注射胰岛素，并做好个体化血糖监测。

2.去餐馆进餐，最好把胰岛素带到餐馆，在进餐前注射，以防在餐馆等待的时间过长，引起低血糖。

3.外出旅游携带胰岛素应避免冷、热及反复震荡，不可将胰岛素托运，应随身携带。

4.自我注射胰岛素的患者应根据胰岛素的起效时间按时进餐。

5.胰岛素的注射部位，常选择腹部、上臂三角肌外缘、臀部、大腿的外侧。注射部位选择应考虑运动，注射时避开运动所涉及的部位。不同注射部位吸收胰岛素速度快慢不一，腹部最快，其次依次为上臂、大腿和臀部。注射胰岛素后，避免剧烈运动、洗热水澡、过度搓压按摩注射部位。

6.胰岛素专用注射器及针头应一次性使用，注射装置与胰岛素剂型应相匹配，切忌混用。

7.使用过的注射器和针头禁忌复帽，应放在专门盛放尖锐物的容器中。容器放在儿童不易触及的地方。容器装满后，盖上瓶盖，密封后贴好标签，放到指定地点。

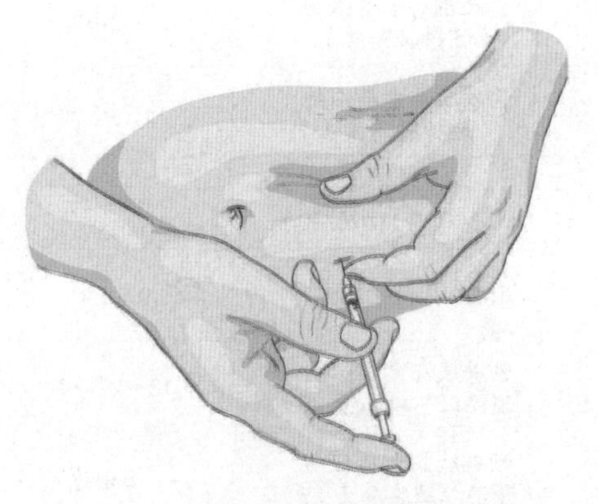

胰岛素注射部位要轮换

血糖控制好了也不要贸然停服降糖药

有的患者经过治疗后，血糖控制得比较好，达到了正常值，就自作主张停止服用降糖药，这种做法对身体的危害极大。糖尿病患者在停药后血糖容易骤然升高，可引发糖尿病酮症，甚至出现乳酸性酸中毒。

糖尿病是一种慢性病，也是一种终身性疾病，一旦患病就需要终身治疗。通过综合治疗后，糖尿病患者能够将血糖控制在合理水平，但是这并不意味着就把这种疾病彻底治愈了。即使有的患者经过适当的治疗，临床症状消失，血糖、尿糖恢复正常，能与正常人一样参加工作及劳动，但若不注意调养或不按医生的要求治疗，还会出现高血糖。

只有一部分轻度的2型糖尿病患者经治疗后，体重恢复正常，胰岛素抵抗也随之减轻，如果通过严格的饮食控制及体育锻炼就能使血糖控制良好，可以减少用药剂量，或停一段时间的药。但要注意的是，不论是选择减药还是彻底停药，都是一个循序渐进的过程，还要配合经常监测血糖指标，坚持饮食和运动疗法。一旦发现血糖又开始升高，就要立即恢复用药。

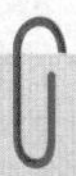

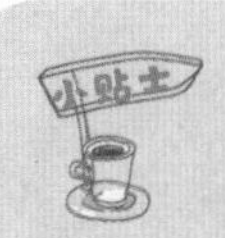

糖尿病需终身治疗

即便是医疗科技水平如此发达的当下，对于糖尿病这个顽疾依旧没有彻底的根治措施，也就是目前世界上还没有任何药物可以根治糖尿病。一经确诊，需终身治疗。临床经常采用的饮食治疗、运动疗法、口服降糖药、注射胰岛素及中医药治疗，都是为了有效控制病情。所谓糖尿病“治好”了，只是在药物控制的前提下，血糖控制在正常范围内，并不是真的痊愈了。

科学服用降糖药，效果会事半功倍

一旦患上糖尿病，科学地服用降糖药便成为患者日常生活中的一部分。如何达到合理科学服药，要注意以下事项。

服药时间有差异

糖尿病患者在服用药物时，一定要看清楚说明书或者向主治大夫咨询所服药物的时间，并严格遵循。

常用降糖药的时间有的是在饭前30分钟服用，主要为优降糖，此外有格列齐特、格列吡嗪、格列喹酮等；还有的是在饭前5～20分钟服用，如瑞格列奈、那格列奈等。也有的降糖药需要饭后服用，如二甲双胍等。还有的是需要在进餐时服用，最好与第一口饭同时嚼服，拜糖平就属于这一类，此外还有倍欣、米格列醇等。这样服用的目的是促使饭后血糖值下降，若在饭前过早服用或延迟到饭后服用，都会丧失降糖作用。也有的是需要早晨空腹服用，如胰岛素增敏剂，包括罗格列酮、吡格列酮等。由于此类降糖药作用时间较长，一次服药，降糖作用可以维持24小时，故每日早餐前服药1次即可。

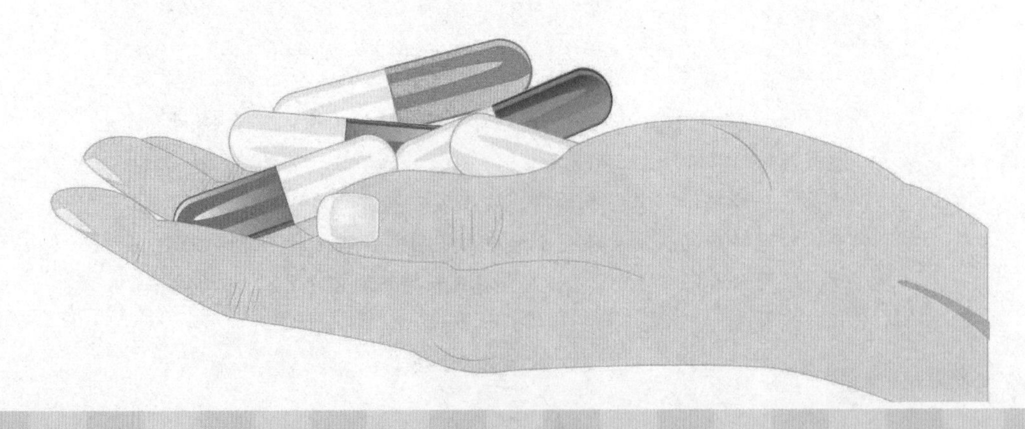

服用降糖药要注意补钙

大多数糖尿病患者的身体缺钙，这是因为身体长期处于高血糖状态，当大量含糖尿液排出体外时，身体内的钙和磷也会从尿液中流失。补钙的时候不要选择葡萄糖酸钙，因为葡萄糖酸钙中所含的葡萄糖酸会在一定程度上刺激血糖浓度升高，造成血糖不稳定，影响血糖的控制。最好选择溶解度高、不刺激胃、易于吸收的钙片，并在进餐的时候服用，可比餐后服用的吸收率提升20%。同时调整食谱，增加奶类、豆类、绿叶蔬菜等含钙量高的食品，以保护骨骼。另外，患者还要定期到医院做骨密度检查，一般一年查1次，目的是及时发现骨质的流失情况，以便调整防治措施，预防骨质疏松以及骨折的发生。

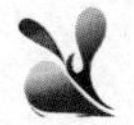

服用降糖药2小时后再喝茶

茶是中国最古老的饮料，中国人一直就有饮茶的习惯，不少老年人对此尤甚。养生茶是茶的一个种类，糖尿病患者依据自己的病情，喝点养生茶有一定的好处。比如，经常口干舌燥、面红目赤者，可饮用菊花茶、薄荷茶来清热止渴；便秘者，可饮用决明子茶、麻子仁茶以润肠通便；腹泻、腹胀、食欲不振者，可饮用大枣茶。但要注意把握好饮茶的时机，比如，在饮用菊花茶或薄荷茶的时候，这类花草茶多呈弱碱性，而常用的降糖药主要呈弱酸性，两者如果一起服用容易发生酸碱中和反应，结果就是互相抵消了原有的疗效。所以，为确保降糖药与茶各自的疗效，一定要注意将两者错开服用，可以把喝养生茶的时间安排在服用降糖药2小时后。

糖尿病前期也可考虑用药治疗

糖尿病前期是指体内的糖调节已受损，包括空腹血糖受损和葡萄糖耐量减退。后者系指空腹血糖正常，但餐后血糖水平介于正常人与糖尿病患者之间的特殊的代谢状态。其诊断标准为在口服75g葡萄糖的糖耐量试验中，2小时血浆糖在7.8～11.0mmol/L，目前一般认为是糖尿病的前期表现，在2型糖尿病的发展过程中表现得更为明显。

大量的研究证明，处于糖尿病前期的人虽然不能被诊断为患有糖尿病，但此时在其身上可以出现与糖尿病有关的微血管病变和大血管病变，这部分人发生心脑血管疾病的概率也会相应增加。

临床上，处于糖尿病前期的人可在医生的指导下选用适合自身的药物改善血糖水平。同时，要保持良好的生活习惯，坚持科学的饮食原则，粗细粮搭配，肉蛋奶摄入适量。在科学饮食的同时，还要做有规律的有氧运动，让体重保持在正常范围。

降糖药错过服用时间怎么办

由于不同降糖药的作用机制不同，服药方法和时间也各有差异。如果错过了或者漏服了降糖药，容易引起血糖波动，或血糖居高不下。但是，漏服降糖药也不可以随便补上，更不是“想起来就补上，补上总比不补强”。因为随便补服降糖药，很容易引起低血糖，这比血糖升高的危害更严重。

漏服降糖药有些需要及时补上，有些不能补，有些过了一定时间不能补，这取决于服的是什么药和漏服的时间。例如，胰岛素促泌剂易引起低血糖，如果漏服而接近下一顿饭时，不要补服，否则极易引起低血糖。如果漏服了双胍类药，想起来就要及时补服。如漏服α-葡萄糖苷酶抑制剂，可在餐中补上，饭后就不用补了。如果是每天1次的降糖药漏服，中午想起来可以补；晚上想起来就不用补，特别是睡觉前不能补服，否则易引起夜间低血糖；如果是外出或运动前发现，也不用补服。

与漏服降糖药不同，还有一种是把服药的时间搞混了，比如本来是餐前服用的药物放到了餐后服用，这可能会出现餐后血糖升高的情况，药效没有发挥出来，导致餐后高血糖，此时可进行适当运动，消耗热量；还有一种可能是在餐后血糖下降的时候，药物作用高峰出现，导致低血糖，一旦出现此种症状，要及时进食，尽快纠正。如果是本来在餐后服用的药物放到了餐前服用，可能引起消化道不良反应，这种情况下可适当进食，从而中和药物的浓度，减轻对肠胃黏膜的刺激。如果出现呕吐、腹泻等症状，应及时就医。

服药要与饮食和运动相结合

药物只有与饮食和运动相结合，才能更好地控制病情。仅仅注重用药，而不管饮食和运动，会导致患者的代谢失衡，胰岛素抵抗加重，继而出现各种并发症，最终使得治疗失败。

无论是口服药物，还是胰岛素治疗的患者，如当前的生活方式干预以及药物剂量能够将血糖水平控制在基本正常范围之内，每日的运动量应保持相对稳定，饮食方面应定时定量，否则会引起血糖的波动。

对于喜欢喝酒的糖尿病患者，服用降糖药的时候，应警惕酒精可能诱发的低血糖，尤其是服用磺脲类药物或注射胰岛素及胰岛素类似物的患者应避免空腹饮酒并严格监测血糖。

运动前后要加强血糖监测，运动量大或激烈运动时建议患者临时调整饮食及药物治疗方案，以免发生低血糖。

第8招

祛除“心病”

糖尿病与抑郁症的关系非常密切。糖尿病本身就容易引起抑郁和焦虑，而负面情绪也与糖尿病的发生相关。当糖尿病患者出现失眠、早睡等睡眠障碍，血糖居高不降，记忆力减退，情绪低落、经常自责等情况时，就要警惕是否患有抑郁症。

做个内心强大的自己，预防抑郁症

人生在世，不如意之事十之八九。有的人面对困难百折不挠、愈挫愈勇，有的人在失败后内心会产生强烈的挫败感，老是觉得自己没有能力应付外界的各种压力，具体表现出来的就是厌世、痛苦、羞愧、自卑等情绪。这种消极情绪，就属于抑郁。被抑郁情绪困扰的人常常表现为：情绪低落、思维迟缓、不愿运动；丧失兴趣、缺乏活力、不喜社交，干什么都打不起精神，对生活缺乏信心，体验不到快乐，食欲减退，失眠等。

糖尿病患者抑郁症的患病率显著高于非糖尿病人群。有研究显示，约1/4的2型或1型糖尿病患者存在抑郁症状或抑郁障碍，而焦虑、抑郁等负性情绪又会加重糖尿病的病情。引起糖尿病患者焦虑的常见因素是对高血糖、长时间难以达到降糖目标以及对发生并发症的担忧等。

心理健康也是糖尿病管理中很重要的一部分，改善糖尿病患者的抑郁、焦虑情绪，帮助患者及早摆脱不良心理、恢复自信，不但有助于提高患者的生活质量，也有助于糖尿病的控制。

对于个人来说，最好的预防方法是调整好心态，养成健康的生活习惯，一旦发现自己长时间情绪不高，失眠焦虑，自卑感强烈，就应该及时寻求精神科医师的诊疗。

学会使用抑郁自评量表

抑郁自评量表（SDS）是一种由受检者自己进行的抑郁自评量表，含有20个项目，分为4级评分。该表也是美国教育卫生福利部推荐的用于精神药理学研究的量表之一，主要适用于具有抑郁症状的成年人，包括门诊及住院患者。

要强调的是，此为简单的测评，最终诊断一定要由专业医生来明确。当发现自己有抑郁倾向，应当及早到正规医院去进行诊治。由医生经过一系列的抑郁评分，并结合临床症状明确诊断。只有真正确诊为抑郁症时才可考虑抗抑郁治疗。

抑郁自评量表（SDS）

下面有20条文字，请仔细阅读每一条，把意思弄明白。然后根据您最近1周的实际情况选择适当的选项，每一条文字后面有四个选项，分别表示：A从无或偶尔；B有时；C经常；D总是如此。

	A	B	C	D
1.我感到情绪沮丧，郁闷	□	□	□	□
*2.我感到早晨心情最好	□	□	□	□
3.我要哭或想哭	□	□	□	□
4.我夜间睡眠不好	□	□	□	□
*5.我吃饭像平常一样多	□	□	□	□
*6.我的性功能正常	□	□	□	□
7.我感到体重减轻	□	□	□	□

续表

	A	B	C	D
8.我为便秘烦恼	□	□	□	□
9.我的心跳比平时快	□	□	□	□
10.我无故感到疲乏	□	□	□	□
*11.我的头脑像平常一样清楚	□	□	□	□
*12.我做事情像平常一样不感到困难	□	□	□	□
13.我坐卧难安，难以保持平静	□	□	□	□
*14.我对未来感到有希望	□	□	□	□
15.我比平时更容易被激怒	□	□	□	□
*16.我觉得决定什么事很容易	□	□	□	□
*17.我感到自己是有用的和不可缺少的人	□	□	□	□
*18.我的生活很有意思	□	□	□	□
19.假如我死了，别人会过得更好	□	□	□	□
*20.我仍旧喜欢自己平时喜欢的东西	□	□	□	□

注：*为反向评分项。

分数计算：正向计分题A、B、C、D按1、2、3、4分计；反向计分题按4、3、2、1计分。总分乘以1.25取整数，即得标准分（Y）。按照中国常模结果，SDS标准分的分界值为53分，其中53～62分为轻度抑郁，63～72分为中度抑郁，72分以上为重度抑郁。

应对抑郁症要寻求正规治疗

治疗抑郁症的方法主要是药物治疗加心理治疗。抗抑郁药能有效解除抑郁心境及伴随的焦虑、紧张和躯体症状，有效率为60%～80%。在抑郁症治疗方面，很多人错误地认为，抑郁症是心病，“心病还需心药医”，从而排斥药物治疗。其实，抑郁症特别是重度抑郁症的患病因素中，生物学因素大于心理和社会环境因素，抗抑郁药治疗会有很好的疗效。药物治疗应该在医生的指导下，坚持足量足疗程地全程治疗原则。

轻微的抑郁症患者不用药物即可治疗，而中度或重度抑郁症患者则可能需要药物治疗以及更专业的心理治疗（如行为激活、认知行为疗法和人际心理疗法等）。

根据世界卫生组织的建议，成人具有中、重度抑郁发作或障碍时，应当考虑使用三环类抗抑郁药或氟西汀。如需要对老年人进行药物治疗，在可能的情况下应当避免使用三环类抗抑郁药。对儿童和青少年患者，应慎用抗抑郁药。

抑郁症伴随睡眠、焦虑以及对失眠本身的焦虑都容易导致患者服用苯二氮草类镇静催眠药。特别是某些患者认为一旦改善睡眠，抑郁的症状就能够缓解，因此在不进行抗抑郁药系统治疗的情况下单独使用苯二氮草类镇静催眠药来治疗失眠和焦虑，这极易造成苯二氮草类镇静催眠药过量使用和形成依赖。抑郁症患者如有严重失眠，可选择具有镇静作用的抗抑郁药解决失眠障碍，早期抗抑郁治疗中可以小剂量使用苯二氮草类镇静催眠药，但尽量在2～4周内停用。

抑郁症的几个防治误区

许多糖尿病患者认为，心情低落，过一段时间自然就会好。而事实上，如果一个人真得了抑郁症是不会自愈的，必须接受治疗才可能恢复健康。

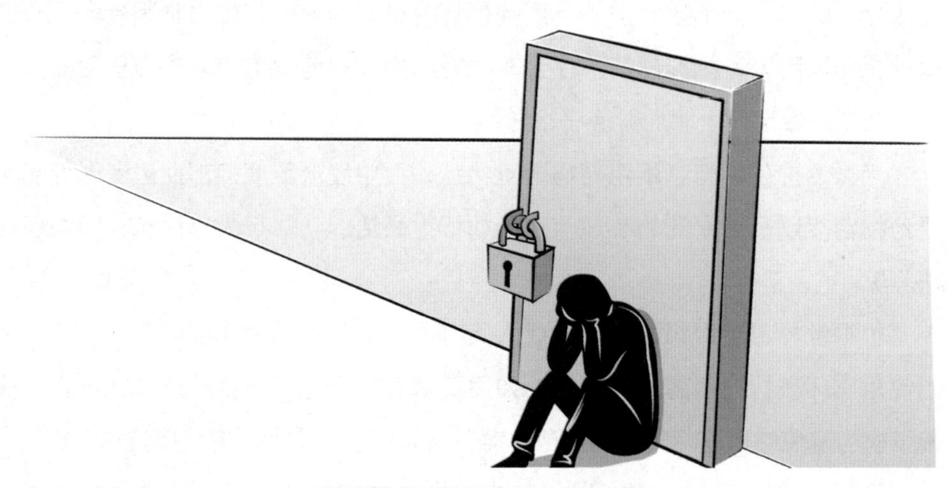

防治抑郁症要避免进入误区

误区一：外出散心能够解决心理问题

情绪不好时，通过各种方式调整放松，可以改善情绪。但如果情绪不好已发展成了抑郁症，就不可能通过看喜剧电影、外出旅游散心等方式治愈，一定要经过系统治疗。理论上来讲，个别抑郁症患者病情也可以自愈，但这种自我恢复需要很长时间，且在病情自行恢复过程中，需要忍受长时间的痛苦。

 误区二：有了心理问题可自己调节

人在日常生活和工作中难免会碰到各种各样不遂意的事情，情绪也会随之产生波动，这些大都是正常的心理变化，现实生活中，大多数人可以自我调整过来。但如果发现情绪问题不能在2周内自我调整过来，建议立即接受医生的心理辅导。

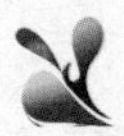 误区三：抑郁症不会对身体造成危害

抑郁症不光影响人的情绪，而且对身体素质的危害也相当大。有些抑郁症患者，常伴有躯体的各种不适，最明显的就是睡眠障碍，包含入睡困难、睡眠浅、容易早醒等。还有就是食欲减退、体重减轻、头晕乏力、胸闷心慌、记忆力下降。再有就是性功能明显下降，甚至完全消失。遇到这种排除躯体疾病后的患者，经过专科医生的仔细询问，能发现患者内心存在着无愉悦感、无兴趣、精力不集中等抑郁体验。医学上称这种情况为隐匿性抑郁。经过抗抑郁治疗后，躯体不适将缓解。

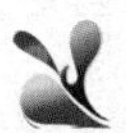 误区四：忽视抑郁症患者的自杀倾向

抑郁症患者长期心情低落，一旦下决心自杀，意志很坚定，这也是病情严重时的表现。患者内心敏感脆弱，有时仅仅因一些鸡毛蒜皮的小事就可诱发自杀冲动。因此，抑郁症患者只要有自杀倾向，就必须严加护理。

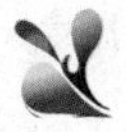 误区五：抑郁症治不好

绝大多数抑郁症患者经过正规抗抑郁治疗后，病情会逐步缓解。但服药的头两周，病情可能不会有明显改善，这是由抑郁症疾病本身的特点决定的。抑郁症患者切勿陷入“抑郁症治不好”的误区，自怨自艾，让病情加重。

养成好习惯对抗抑郁症

除了规范地接受治疗，对抗抑郁症还少不了积极地预防，养成一些好习惯很重要。

凡事不钻牛角尖。性格内向敏感的人思虑过多，心理负担重，对人对事喜欢钻牛角尖，对生活和工作的不满和抱怨也相对较多；而开朗的人则活得更为自在，自我调节能力也更好。因此，如果糖尿病患者平时喜欢钻牛角尖，一定要意识到自己的思维方式需要调整，然后进行一些有意识的训练。

多结交朋友。在家靠父母，在外靠朋友。广交朋友不但可以让人快乐，也会得到朋友的帮助。遇到不顺心的事情不要憋在心里，不要自己一个人扛，可以找朋友聊一聊，即便仅仅是发一顿牢骚，也能让你及时从坏情绪中解脱出来。

培养多种爱好。当心情郁闷的时候，不妨放下手中的工作，去做做自己喜欢的事情。如果你热爱运动，就出去跑步、游泳、打篮球，让汗水冲刷掉自己的坏情绪，顺便还可锻炼身体。

学会管理自己的情绪。因为情绪失控，很容易就伤到了身边的朋友和家人，也会让自己陷入一种纠结和懊悔的心态。当你生气想发火的时候，不妨先冷静一下，从1数到10，给自己10秒的缓冲时间，之后你的怒气也可能就没那么大了。当你伤心想哭的时候，可以试着深呼吸，调整自己的呼吸和心跳，慢慢地平静下来。

第9招

中西医结合

糖尿病所表现出的症状与中医学中的消渴病很相似，中医学认为消渴病是由于先天禀赋不足，复因情志失调、饮食不节等所导致。

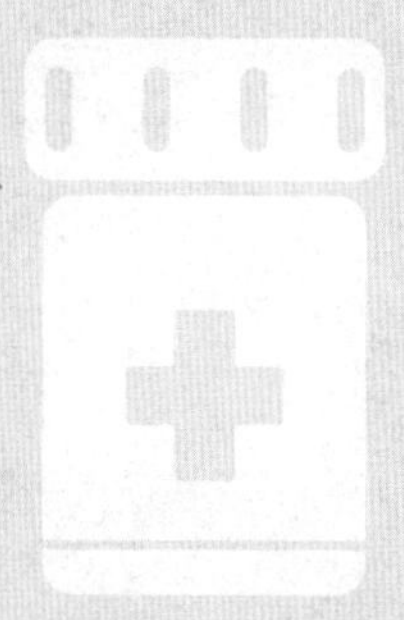

中医对糖尿病的认识与疗法

糖尿病所表现出的症状与中医学中的消渴病很相似，在世界医学史中，中医学对本病的认识最早，且论述甚详。消渴之名，首见于《素问·奇病论》，根据病机及症状的不同，还有消瘅、膈消、肺消、消中等名称的记载。

糖尿病的中医辨证法

中医学认为，糖尿病的病机主要在于阴津亏损，燥热偏盛，而以阴虚为本，燥热为标，两者互为因果，阴愈虚则燥热愈盛，燥热愈盛则阴愈虚。病变的脏腑主要在肺、胃、肾，尤以肾为关键。三脏之中，虽可有所偏重，但往往又互相影响。

糖尿病虽有在肺、胃、肾的不同，但常常互相影响，如肺燥津伤，津液失于敷布，则脾胃不得濡养，肾精不得滋助；脾胃燥热偏盛，上可灼伤肺津，下可耗伤肾阴；肾阴不足则阴虚火旺，亦可上灼肺胃，终致肺燥胃热肾虚，故“三多”之证常可相互并见。

糖尿病日久，则易发生以下两种病变：一是阴损及阳，阴阳俱虚。消渴虽以阴虚为本，燥热为标，但由于阴阳互根，阳生阴长，若病程日久，阴损及阳，则致阴阳俱虚，其中以肾阳虚及脾阳虚较为多见。二是病久入络，血脉瘀滞。

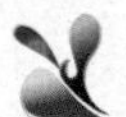

中医的治疗原则

糖尿病的基本病机是阴虚为本，燥热为标，故清热润燥、养阴生津为本病的治疗大法。

由于本病常发生血脉瘀滞及阴损及阳的病变，以及易并发痈疽、眼疾、劳嗽等症，故还应针对具体病情，及时合理地选用活血化瘀、清热解毒、健脾益气、滋补肾阴、温补肾阳等治法。

分证论治

上消：肺热津伤

症状：烦渴多饮，口干舌燥，尿频量多，舌边尖红，苔薄黄，脉洪数。

治法：清热润肺，生津止渴。

方药：消渴方。

方中重用天花粉以生津清热，佐黄连清热降火，生地黄、藕汁等养阴增液，尚可酌加葛根、麦冬以加强生津止渴的作用。若烦渴不止，小便频数，而脉数乏力者，为肺热津亏，气阴两伤，可选用玉泉丸或二冬汤。玉泉丸中，以人参、黄芪、茯苓益气，天花粉、葛根、麦冬、乌梅、甘草等清热生津止渴。二冬汤中，重用人参益气生津，天冬、麦冬、天花粉、黄芩、知母清热生津止渴。二方同中有异，前者益气作用较强，而后者清热作用较强，可根据临床需要加以选用。

中消：胃热炽盛

症状：多食易饥，口渴，尿多，形体消瘦，大便干燥，苔黄，脉滑实有力。

治法：清胃泻火，养阴增液。

方药：玉女煎。

方中以生石膏、知母清肺胃之热，生地黄、麦冬滋肺胃之阴，川牛膝活血化瘀，引热下行。可加黄连、栀子清热泻火。大便秘结不行，可用增液承气汤润燥通腑、“增水行舟”，待大便通后，再转上方治疗。本证亦可选用白虎加人参汤。方中以生石膏、知母清肺胃、除烦热，人参益气扶正，甘草、粳米益胃护津，共奏益气养胃、清热生津之效。

对于病程较久，以及过用寒凉而致脾胃气虚，表现口渴引饮，能食与便溏并见，或饮食减少，精神不振，四肢乏力，舌淡，苔白而干，脉弱者，治宜健脾益气、生津止渴，可用七味白术散。方中用四君子汤健脾益气，木香、藿香醒脾行气散津，葛根升清生津止渴。《医宗金鉴》等将本方列为治消渴病的常用方之一。

下消：肾阴亏虚

症状：尿频量多，混浊如脂膏，或尿甜，腰膝酸软，乏力，头晕耳鸣，口干唇燥，皮肤干燥、瘙痒，舌红苔，脉细数。

治法：滋阴补肾，润燥止渴。

方药：六味地黄丸。

方中以熟地黄滋肾填精为主药；山萸肉固肾益精，山药滋补脾阴、固摄精微，该二药在治疗时用量可稍大；茯苓健脾渗湿，泽泻、牡丹皮清泄肝肾火热，共奏滋阴补肾，补而不腻之效。

阴虚火旺而烦躁，五心烦热，盗汗，失眠者，可加知母、黄柏櫱滋阴泻火。尿量多而混浊者，加益智仁、桑螵蛸、五味子等益肾缩泉。气阴两虚而伴困倦，气短乏力，舌质淡红者，可加党参、黄芪、黄精补益正气。

阴阳两虚

症状：小便频数，混浊如膏，甚至饮一溲一，面容憔悴，耳轮干枯，腰膝酸软，四肢欠温，畏寒肢冷，阳痿或月经不调，舌苔淡白而干，脉沉细无力。

治法：温阳滋阴，补肾固摄。

方药：金匮肾气丸。

方中以六味地黄丸滋阴补肾，并用附子、肉桂以温补肾阳。本方以温阳药和滋阴药并用，正如《景岳全书·新方八略》所说："善补阳者，必于阴中求阳，则阳得阴助，而生化无穷；善补阴者，必于阳中求阴，则阴得阳长，而泉源不竭。"

对消渴而症见阳虚畏寒的患者，可酌加鹿茸粉0.5g，以启动元阳，助全身阳气之气化。本证见阴阳气血俱虚者，则可选用鹿茸丸以温肾滋阴，补益气血。上述两方均可酌加覆盆子、桑螵蛸、金樱子等以补肾固摄。

消渴多伴有瘀血的病变，故对于上述各种证型，尤其是对于舌质紫暗，或有瘀点瘀斑，脉涩或结或代，及兼见其他瘀血证候者，均可酌加活血化瘀的方药。如丹参、川芎、郁金、红花、山楂等，或配用降糖活血方。方中用丹参、川芎、益母草活血化瘀，当归、赤芍、白芍养血活血，木香行气导滞，葛根生津止渴。

消渴容易发生多种并发症，应在治疗本病的同时，积极治疗并发症。

治疗糖尿病的常用中成药

药物种类	使用说明
消渴丸	滋肾养阴，益气生津。用于气阴两虚所致的消渴病，症见多饮、多尿、多食、消瘦、体倦乏力、眠差、腰痛；2型糖尿病见上述证候者
天芪降糖颗粒	益气养阴、清热生津。用于2型糖尿病气阴两虚证，症见：倦怠乏力，口渴喜饮，五心烦热，自汗，盗汗，气短懒言，心悸失眠
金芪降糖片	清热益气。用于消渴病气虚内热证，症见口渴喜饮，易饥多食，气短乏力。轻、中度型非胰岛素依赖型糖尿病见上述证候者
抗饥消渴片	养阴益气，润燥生津，抗津止渴。用于非胰岛素依赖型糖尿病，对慢性萎缩性胃炎，胃阴虚者也有一定作用

中西医结合优势明显

中西医结合治疗，能在增加控制血糖效果的同时，减少西药的用量和种类。

临床上常见一些患者，虽然药物剂量和种类不断调整，血糖控制得仍然不够理想，除了常见的药物因素（如继发性磺脲类失效等）、饮食因素（如饮食控制不严格或结构不合理等）、运动因素（如运动量不足），还可以找到一些严重干扰降糖的诱因，如失眠、便秘、情绪波动、感染等。一旦找到，可给予恰当的针对性治疗及处理，血糖往往能够下降，降糖药物剂量和种类也可随之减少。

比如，参芪降糖颗粒与常用降糖药物（二甲双胍、阿卡波糖、格列美脲、利拉鲁肽、胰岛素等）联合使用，可改善临床症状，提高生活质量，临床症状缓解率优于单独使用降糖西药。参芪降糖颗粒可以与常用降糖西药，如胰岛素、二甲双胍、磺脲类、α-葡萄糖苷酶抑制剂等联合使用，可有效缓解患者症状，提高生活质量，且不增加低血糖风险。

此外，一些具有活血化瘀作用的植物药及中药制剂也常被用于治疗糖尿病微循环障碍，如银杏叶制剂、复方丹参滴丸、渴络欣胶囊、三七制剂、血塞通、津力达颗粒、木丹颗粒、芪明颗粒和百令胶囊等。

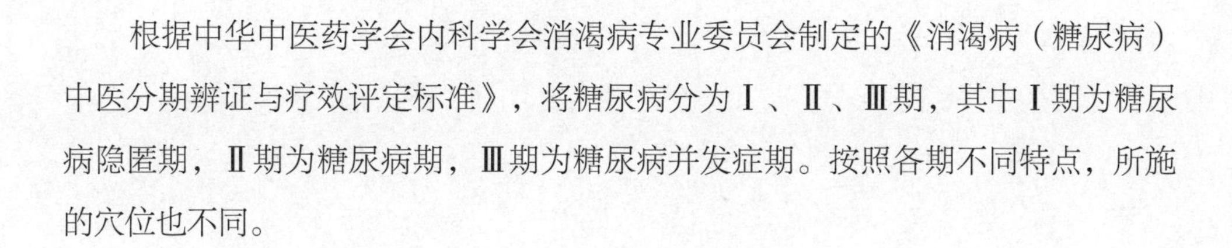

糖尿病的针灸疗法

根据中华中医药学会内科学会消渴病专业委员会制定的《消渴病（糖尿病）中医分期辨证与疗效评定标准》，将糖尿病分为Ⅰ、Ⅱ、Ⅲ期，其中Ⅰ期为糖尿病隐匿期，Ⅱ期为糖尿病期，Ⅲ期为糖尿病并发症期。按照各期不同特点，所施的穴位也不同。

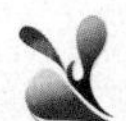

Ⅰ期：糖尿病隐匿期

病机特点与证候：阴虚为主，常见阴虚肝旺，阴虚阳亢，气阴两虚三种证候。治疗原则以益阴为主。

处方：胰俞、肺俞、肾俞、足三里、三阴交、地机、尺泽。此方中三阴交、地机、尺泽等穴均用补法，得气后留针30分钟以上；其他各穴位均用平补平泻法，得气为度，留针15～30分钟。

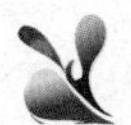

Ⅱ期：糖尿病期

病机特点与证候：阴虚化热为主，常见胃肠结热、湿热困脾、肝郁化热、燥热伤阴、气阴两虚5种证候。治则以益阴泄热为主。

处方及手法：胰俞、膈俞、肺俞、脾俞、肾俞、足三里、三阴交、地机、尺泽、外关、曲池、太溪、血海。各腑穴均用平补平泻之法，得气为度，留针15～30分钟。关元、命门用灸法。

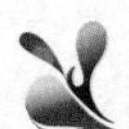

Ⅲ期：糖尿病并发症期

临床特点：由于个体差异，并发症的发生不完全相同，可单一出现，也可两种以上并见。常见的并发症有肢体疼痛或麻木、视网膜病变、冠心病、心绞痛等。

病机特点：气血阴阳俱虚，痰湿瘀郁互结。治则以益气温阳为主。

处方：胰俞、膈俞、气海、中脘、足三里、照海、列缺、三阴交、关元、命门。诸穴均用平补平泻之法，得气后留针30分钟以上。关元、命门用灸法。

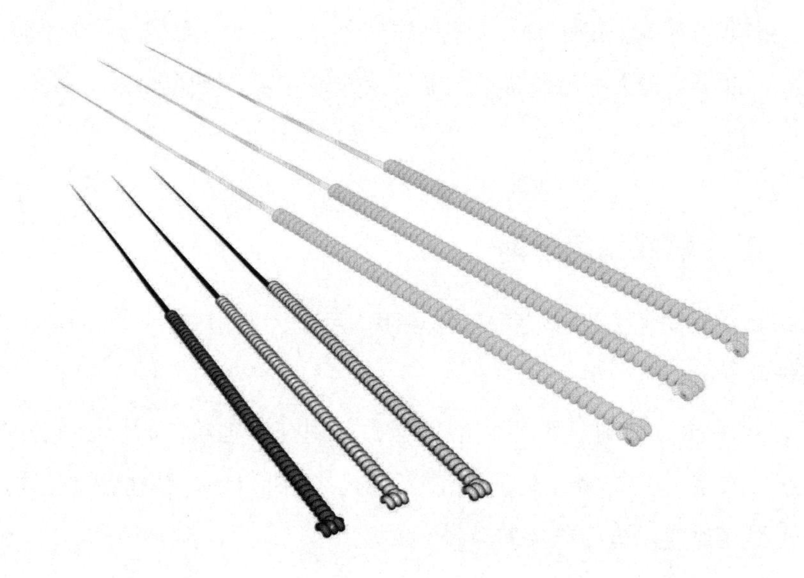

第 10 招

老年糖尿病，注重日常细节

老年糖尿病的治疗方法应因人而异，对病程短、无严重并发症的患者，应尽可能将血糖控制在理想水平。老年糖尿病患者的饮食和运动方案也要从个人身体实际状况出发，采取个性化措施。

老年糖尿病的治疗方案

老年糖尿病是指患者的年龄已经超过60岁，这其中也包括在60岁之前已经患上糖尿病，目前年龄已经超过60岁的患者。老年糖尿病的治疗目标是减少急慢性并发症导致的伤残，改善生存质量，提高预期寿命。

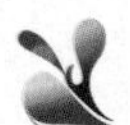

治疗措施因人而异、分层管理

老年糖尿病的特点是患病率高，患病类型大多为2型糖尿病。同时合并多种代谢异常，加大了心血管疾病的患病风险。老年糖尿病的病情隐匿，很多人是在体检或检查其他疾病时才发现患有糖尿病，更有部分患者是因为出现了糖尿病并发症才在就诊时被查出患有此病。

对于老年糖尿病的治疗，应该采取因人而异、分层管理、严宽结合的策略。原则上，对于糖尿病病程短、生存期长、无严重微血管或大血管并发症和没有严重的低血糖风险的患者，在严密监测血糖的前提下，要尽可能将患者的血糖控制在理想状态，空腹血糖的控制目标为4.4～7.0mmol/L，餐后血糖为＜10mmol／L，糖化血红蛋白＜7.0%；对不具备上述条件的患者应放宽标准。

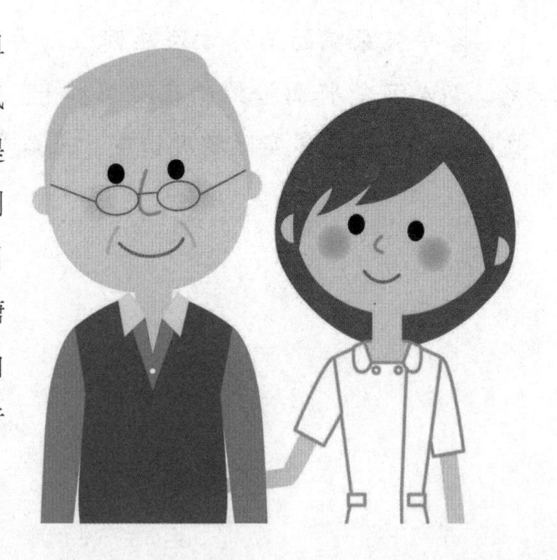

饮食与运动要个性化

老年糖尿病患者的饮食和运动方案也要从个人实际身体素质出发，采取个性化的措施。主要考虑因素包括全身状况、生活习惯和社会经济状况。控糖药物的使用种类要从高血糖的程度和特点（空腹或餐后血糖升高），降糖药物的效力及特点，药物的安全性，患者自身的心、肝、肾和胃肠功能，认知功能，监测及支持条件，价格因素以及对最终结果的影响等方面考虑，并警惕药物的相互作用，高度重视预防严重低血糖的发生。

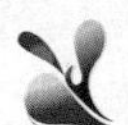

服药要注意禁忌证

老年糖尿病患者在用药前首先要了解药物的禁忌证和适应证；其次要把好基础治疗关，多了解糖尿病知识，在服药的同时，要养成良好的饮食和运动习惯，不能仅仅依赖降糖药。即使血糖控制平稳，也要坚持合理用药。

在药物治疗的过程中要重视对血糖的监测，只有通过血糖监测才能了解血糖控制情况和影响因素，也可以及时调整药物的种类和剂量，避免血糖起伏波动太大。

老年糖尿病患者的饮食治疗原则

1.老年糖尿病患者不要为了减轻体重而过度限制能量摄入，以免引起免疫力下降、心脏供血不足、胃肠功能受损等，进而引发厌食症、心脑血管疾病等。超重和肥胖的患者只要保持体重稳定即可。推荐总能量摄入约为每日30kcal/kg。

2.能量供应要以碳水化合物为主，占总能量的45%～60%。

3.患者无须过度严格禁食含蔗糖食物。

4.多选择能量密度高且富含膳食纤维、低GI的食物，以改善糖代谢和降低心血管疾病发生的风险。

5.蛋白摄入建议为1.0～1.3g/（kg·d），以优质蛋白为主，可改善胰岛素分泌、减轻与年龄相关的肌肉减少等。

6.每天补充复合矿物质和维生素，特别是长期食物或营养素摄入不足的老年糖尿病患者更应如此。

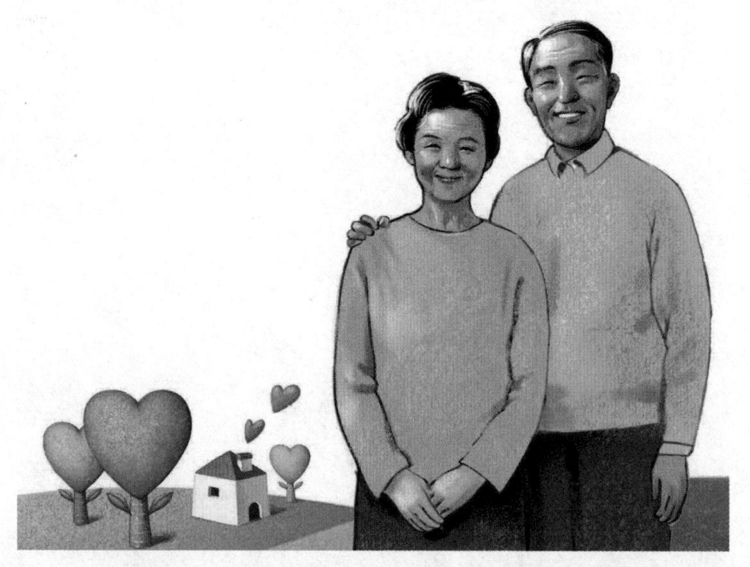

合理饮食、安全有效的运动应贯穿老年糖尿病治疗的全程

合理设计膳食，生活质量高

不少老年糖尿病患者的牙齿缺损，消化液分泌和胃肠蠕动减弱，容易出现食欲下降和早饱现象，造成食物摄入量不足和营养素缺乏。因此，老年糖尿病患者的膳食更应注意合理设计、精准营养。

身体虚弱者要增加餐次

对于高龄和身体虚弱以及体重出现明显下降的老年糖尿病患者，应特别要注意增加餐次，除三餐外可再增加两到三次餐，比如采用“3+2”模式，除了早、中、晚三餐外，可在上午10点左右，下午3点左右加餐，以保证充足的食物摄入。食量小的老年人，应注意在餐前和餐时少喝汤水，少吃汤泡饭。

对于有吞咽障碍和80岁以上的老人，可选择软食，进食中要细嚼慢咽以预防呛咳和误吸；对于贫血，钙和维生素D、维生素A等营养缺乏的老年人，建议在营养师和医生的指导下，选择适合自己的营养强化食品。

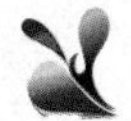

每天保证充足饮水和适量户外运动

老年患者的身体对缺水的耐受性下降，要主动饮水，每天的饮水量应为1500～1700ml，首选温热的白开水。户外活动能够更好地接受紫外线照射，有利于体内维生素D合成和延缓骨质疏松的发展。一般认为，老年人每天户外锻炼1～2次，每次1小时左右，以轻微出汗为宜；或每天至少6000步。注意每次运动要量力而行，强度不要过大，运动持续时间不要过长，可以分多次运动。

吃动结合延缓肌肉衰减

骨骼肌肉是身体的重要组成部分，延缓肌肉衰减对维持老年人活动能力和健康状况极为重要。延缓肌肉衰减的有效方法是吃动结合，一方面要增加摄入富含优质蛋白质的瘦肉、海鱼、豆类等食物，另一方面要进行有氧运动和适当的抗阻运动。

老年人每天应至少摄入12种食物。采用多种方法增加食欲和进食量，早餐宜有1～2种主食、1个鸡蛋、1杯奶，另有蔬菜或水果；中餐、晚餐宜有2种以上主食，1～2种荤菜、1～2种蔬菜、1种豆制品。饭菜应色香味美、温度适宜。老年糖尿病患者还应积极主动参与家庭和社会活动，主动与家人或朋友一起进餐或活动，积极快乐享受生活。适当参与食物的准备与烹饪，通过变换烹饪方法和食物的花色品种，烹制自己喜爱的食物，提升进食的乐趣，享受家庭的喜悦和亲情的快乐。

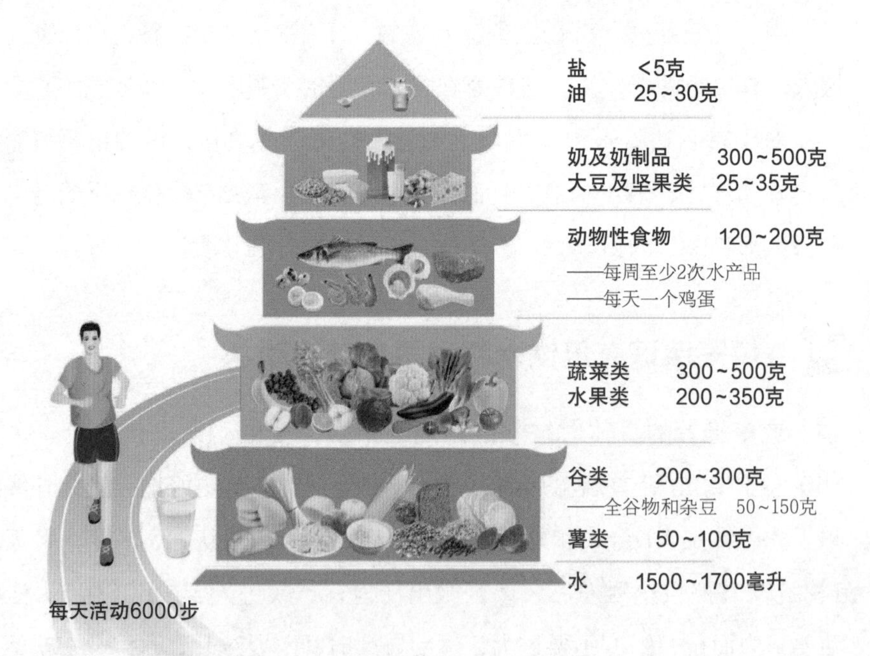

老年糖尿病患者的膳食可参照中国居民平衡膳食宝塔（2022）

注意戒烟限酒

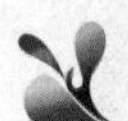

饮酒容易导致低血糖

酒精会加重糖尿病并发症，如神经损害和眼部疾病。但如果血糖在可控范围之内并且经过医生同意，可适度饮酒。适度饮酒的定义是：男性和女性成年人每日饮酒应该不超过酒精25g和15g。换算成不同酒类，25g酒精相当于啤酒750ml，葡萄酒250ml，38度的白酒75g，高度白酒50g；15g酒精相当于啤酒450ml，葡萄酒150ml，38度的白酒50g，高度白酒30g。每周饮酒不超过2次。

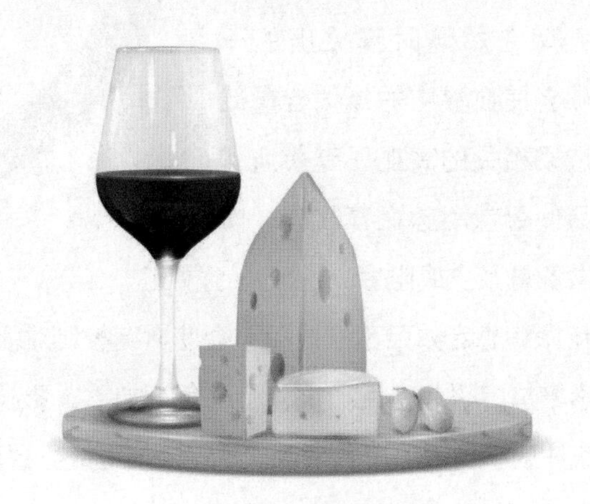

饮酒易引起血糖波动

糖尿病患者如果大量饮酒，还有可能引发低血糖，甚至导致糖尿病酮症酸中毒，这种情况时有发生。假如在非喝不可的场合，也只能少量的喝酒精浓度低的啤酒，但不要空腹。尤其是服用磺脲类药物或注射胰岛素及胰岛素类似物的患者，更要避免空腹饮酒并严格监测血糖。

如果患者在使用胰岛素或者其他的糖尿病治疗药物，在喝酒前一定要吃点东西以防出现低血糖。

抽烟可能会让降糖药的作用“功亏一篑”

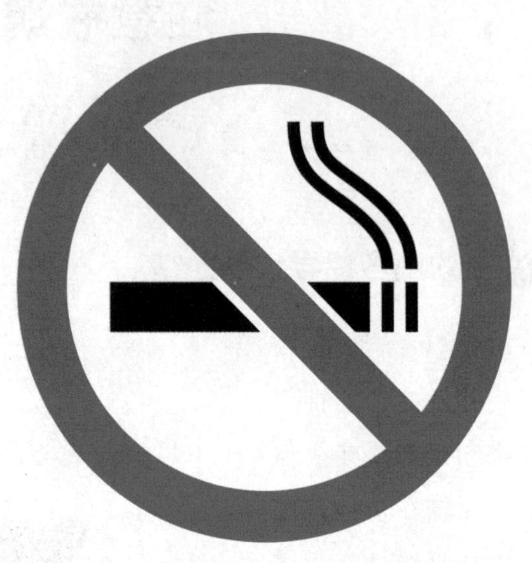

香烟虽没有热量，但是，就预防动脉硬化而言，香烟的影响却非常大。有研究显示，吸烟能使糖尿病患者发生冠心病的风险增加54%，脑卒中发病风险增加44%。所以，对糖尿病患者来说，应该彻底戒烟。

香烟在燃烧时释放出的一氧化碳会使血液中的氧气含量减少，造成相关的高血压等疾病，也容易使冠状动脉血管收缩，使血液供备量减少或阻塞，造成心肌梗死。

糖尿病患者如果不能戒烟，会使血糖控制难上加难。烟草中的烟碱可导致肾上腺素增加，引起心跳加快，心脏负荷加重，影响血液循环。对于平时靠口服降糖药或注射胰岛素的患者来讲，抽一根烟可能导致药物的作用“功亏一篑”。

每天食盐摄入量不超5g

盐是日常生活中不可或缺的调味品，但现在大多数人存在食盐过量的问题。对于老年糖尿病患者来说，饮食更是要清淡，要少食用盐分高的食品，避免口味过重。

老年糖尿病患者要严格控制食盐摄入量，每天限制在5g以内，合并高血压的患者可进一步限制摄入量。

吃盐太多容易引发多种疾病

高血压：有研究发现，人的体内每潴留1g食盐，就需111.1g水与之配成“生理盐水”储存于组织内部，这会导致血管中水分增加，血管壁受到的压力也跟着增大，久而久之，容易引起高血压。

肝肾疾病：人体摄入的盐分会通过肝肾代谢，摄入量太多就会超过肝肾的代谢能力，加重心血管压力，血压越高，肝肾血流量越少，肝肾功能受到的损害越大，容易引发与之相关的各种慢性疾病。

骨质疏松：食盐的主要成分是钠，人体每排泄1000mg钠，大约会耗损26mg钙。吃盐越多，会加速体内的钙质流失，容易引发骨质疏松。

呼吸道炎症：高浓度的食盐不仅

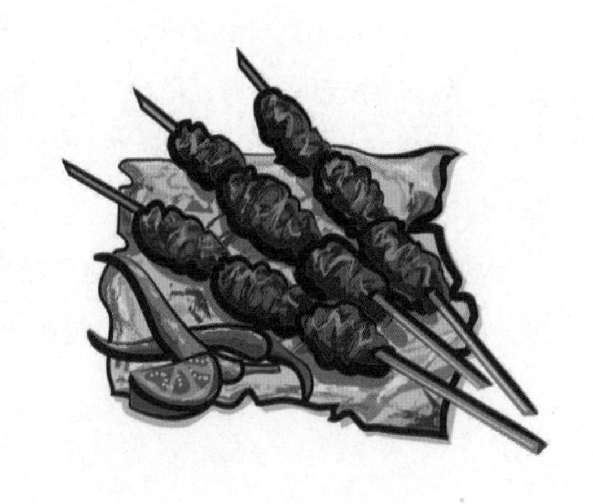

高盐食物要少吃

抑制呼吸道细胞活性，降低其抗病能力，还会减少唾液分泌，使口腔内溶菌酶减少，难以抵抗病毒感染。

癌症：食盐进入人体后，盐的高渗透液会破坏人体的胃黏膜，一些腌菜、盐渍食品中所含的亚硝酸盐在胃酸和细菌的作用下会转变为致癌物——亚硝胺。

如何做到低盐饮食

对于口味重的老年人来说，要做到低盐饮食，以下一些小窍门大有帮助。

首先，在家中烹调食物的时候，要尽量利用蔬菜本身的味道来刺激食欲，如西红柿炒鸡蛋、洋葱炒肉等，这些蔬菜本身就口感不错，只要稍加烹调就是不错的菜品。

其次，可用醋、番茄酱、芝麻酱等调味品来代替食盐，如醋拌凉菜，或芝麻酱拌茄子、番茄面条等。要注意的是，芝麻酱本身也属于高热量食物，食用的次数不要太多，食用时要减少主食的摄入量。

多吃菌类。菌类有软化血管的作用，以蘑菇、木耳、海带为主料的汤菜，味鲜色浓，并有补益功能，可加少许盐或不加盐。

多尿时，可以使用不含钠、钾的特制盐；但尿少时忌用。

集中放盐。炒菜的时候可在快要出锅的时候把盐撒在菜上，这样能减少盐分的蒸发，吃起来也会感觉比较咸，增加食欲。

还可以选择中药，比如使用当归、枸杞子、川芎、红枣、黑枣、肉桂、五香、八角、花椒等辛香料，用增加风味来减少用盐量。

少吃腌制的食物，如椒盐花生米、咸鱼、咸菜、肉罐头、火腿肠、肉干等，尽可能不吃或少吃。

减少在外就餐的次数，餐馆为了吸引顾客，在做菜的时候放的油盐都比较多，口感虽然不错，但却不利于控制血糖。

第11招

妊娠期糖尿病饮食调摄

预防妊娠期糖尿病，首先要控制体重。为避免餐后血糖过高，可以少食多餐为总原则，给予充足的营养以满足胎儿的需要，如每日3次正餐，3次加餐，以保持无低血糖、无餐后高血糖、无酮症。

妊娠期糖尿病危害母婴健康

妊娠合并糖尿病的患者有两种情况：一种是在妊娠前已经患有糖尿病，另一种是在妊娠期患上糖尿病。在糖尿病孕妇中，80%以上的患者属于后者。对于大多数在妊娠期患上糖尿病的患者来说，产后糖代谢会恢复正常，但将来患上糖尿病的风险会因此而增加。

妊娠期糖尿病对婴儿的危害很大。当孕妇血糖升高时，多余的糖会通过胎盘到达胎儿体内，使胎儿发生高血糖。胎儿的血糖一旦升高，胰腺就会分泌出更多的胰岛素，而胎儿的血液中过量的血糖和胰岛素会让他生成更多的脂肪、蛋白质，体重也会增加，最终可能成为巨大儿。妊娠期糖尿病的胎儿畸形率为6%～8%，高于非糖尿病孕妇。

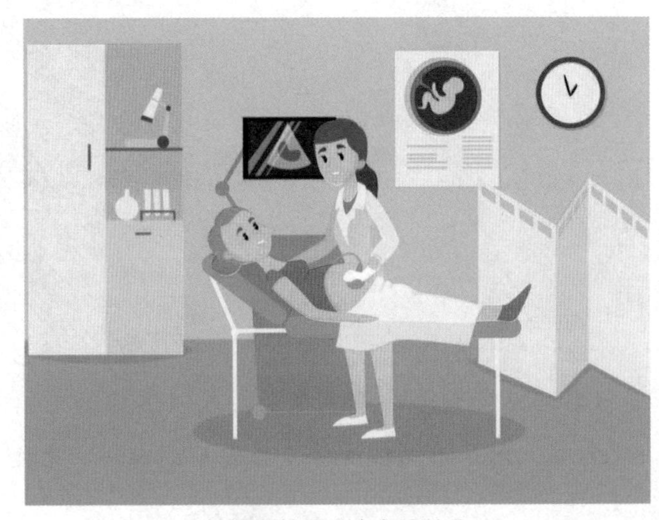

妊娠期糖尿病会危及胎儿

除了对胎儿不利外，糖尿病对孕妇的影响也是多方面的，容易导致怀孕早期自然流产，孕妇患上高血压的概率比正常女性高3～5倍。另外，糖尿病患者抵抗力明显下降，易合并感染，其中以泌尿系统感染最常见。如果形成巨大儿，会引发孕妇难产、产道损伤、手术产的概率增高。而由于产程长，还容易发生产后出血。

妊娠期糖尿病筛查很重要

妊娠期糖尿病筛查，简称“糖筛”，是为了检查孕妇是否有糖尿病，是否会对胎儿产生影响。

糖筛多在妊娠24～28周进行，具体方法是：孕妇在筛查前空腹12小时，将葡萄糖粉75g溶于200ml水中，5分钟内喝完，喝第一口开始计时，1小时后抽血测血糖，血糖值≥7.8mmol为糖筛查异常，需进一步行葡萄糖耐量试验。

葡萄糖耐量试验方法是：试验前连续3天正常体力活动，正常饮食，每日进食碳水化合物不少于150g。检查前要空腹12小时，先空腹抽血测血糖，然后将50%葡萄糖注射液150ml加入100ml水中，或将葡萄糖粉75g溶于300ml水中，5分钟内喝完，喝第一口开始计时，1小时、2小时、3小时后分别抽血测血糖，正常值标准为：空腹5.6mmol/L，1小时10.3mmol/L、2小时8.6mmol/L、3小时6.7mmol/L，其中有2项或2项以上达到或超过正常值，则可诊断为妊娠期糖尿病，仅1项高于正常值，则诊断为糖耐量异常。

妊娠期糖尿病诊断标准

妊娠妇女符合下列条件之一者诊断为糖尿病：

1.糖化血红蛋白≥ 6.5%（采用NGSP/DCCT标化的方法）；

2.空腹血糖≥7.0mmol/L（126mg/dl）；

3.口服糖耐量试验2h血糖水平≥11.1mmol/L（200mg/dl）；

4.伴有典型的高血糖或高血糖危象症状，同时任意血糖≥11.1mmol/L（200mg/dl）。

注:如果没有明确的高血糖症状，1、2、3项需要在另一天进行复测核实。

注：据《WS331-2011妊娠期糖尿病诊断》。

改变生活方式是治疗妊娠期糖尿病的基础，如果此法不能达到治疗目标，应该加用药物治疗。

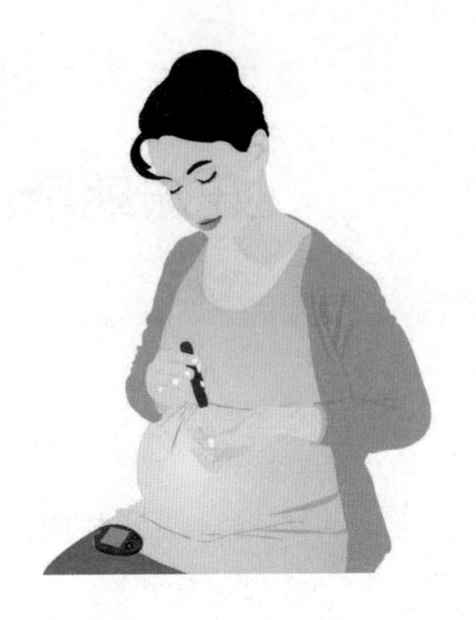

怀孕时首选的降糖药物是胰岛素，种类包括所有的人胰岛素、胰岛素类似物。口服药目前只有二甲双胍。但不管使用哪种药物，均应在专业医生的指导下进行。妊娠期血糖控制稳定或不需要胰岛素治疗的妊娠期糖尿病患者，每周至少测定一次全天4点（空腹和三餐后2小时)血糖。其他患者酌情增加测定次数。妊娠期糖尿病患者在孕期的血糖目标是：空腹血糖＜5.3 mmol/L，餐后1小时血糖＜7.8mmol/L，餐后2小时血糖＜6.7mmol/L。

如果在治疗糖尿病时，是采取注射胰岛素的方式，一般不会对母乳产生影响。如果是采取服药的方式，则药物可能由母乳转入胎儿体内，这种情况下要慎用母乳喂养。

妊娠期糖尿病的饮食原则

能量摄入充足以保证适宜的体重增加

妊娠期间的饮食原则为既能保证孕妇和胎儿营养需要，又能维持血糖在正常范围，而且不发生饥饿性酮症。不过，对于有妊娠期糖尿病的超重或肥胖妇女，可适当减少能量和碳水化合物的摄入以控制体重增长的速度，尽可能选择血糖指数不高的食物。

孕妇每日能量摄入推荐

体重	能量系数（kcal/kg）	平均能量（kcal/d）	孕期体重增长（kg）	妊娠中晚期推荐每周体重增长（kg）
低体重	33～38	2000～2300	12.5～18	0.51（0.44～0.58）
理想体重	30～35	1800～2100	11.5～16	0.42（0.35～0.50）
超重/肥胖	25～30	1500～1800	7～11.5	0.28(0.23～0.33)

增加蛋白质摄入量

妊娠期每日的蛋白质摄入量占总能量的20%（一般均衡膳食为12%～14%）；膳食中应有1/2以上的蛋白质为优质蛋白，如瘦肉、鱼、乳制品、蛋类、豆制品等。蛋白质类食物尽量选择脂肪含量低的种类，同时在烹调时采用蒸、煮、炖、凉拌等方式，避免过多摄入脂肪及食用油。

选择低血糖指数食物

碳水化合物摄入的种类与数量是影响孕妇餐后血糖的主要因素。碳水化合物摄入量占总能量的45%～55%，同时为进一步减少碳水化合物对血糖的影响，应在限制总能量的前提下选择低血糖指数食物。

低脂肪摄入

脂肪提供的能量控制在总能量的25%～30%，避免过多摄入脂肪，因其不但容易导致血脂紊乱，还不利于对血糖的控制。

食物种类多样化

在总能量限制的大框架下，同时满足高蛋白、低血糖指数饮食和低脂饮食要求时，每日的食物种类尽可能多样化，如不同颜色的蔬菜5～8种，水果2～4种，坚果1～2种，粗粮、薯类、牛奶、鸡蛋、精瘦红肉、海鱼、橄榄油及调味料等。

应实行少量多餐制，每日分5～6餐，临睡前必须进餐1次，主食的1/3～1/2分餐到加餐有助于餐后血糖的控制 。

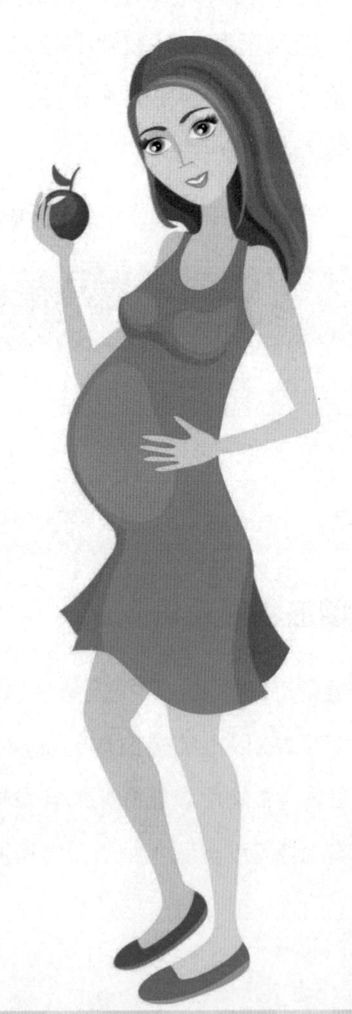

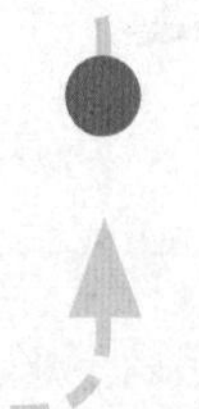

妊娠期糖尿病患者生活宜忌

妊娠期糖尿病患者为避免餐后血糖过高，可以“少食多餐”为总原则，给予充足的营养以满足胎儿的需要，可每日3次正餐，3次加餐，以保持无低血糖、无餐后高血糖、无酮症。

保持合理的体重增长

孕期要密切监测血糖和控制体重，孕期体重增加量要根据孕前的体重情况来决定。如果确诊为妊娠期糖尿病，产后6~8周再做糖耐量试验，之后每年要定期监测血糖。

一日三餐注意营养均衡

限制碳水化合物的摄入量，优质蛋白质至少占蛋白质摄入总量的1/3；多食用新鲜绿色蔬菜，以补充维生素；食用猪肝、猪血以补充铁质，注意摄入含碘的食物。

一般情况下，每人每天主食摄入量控制在250～350g；蛋白质供给量应比怀孕前增加，每日100g左右；多吃粗粮及含膳食纤维高的蔬菜，比如芹菜、小白菜、油菜、菠菜等，有助于降低过高的餐后血糖；水果选在两餐之间吃，一次100～200g即可。不要吃含糖量较高的水果，如荔枝、桂圆、香蕉等，宜选择含糖量较低的水果，如苹果、梨、草莓等。

学会自测血糖

妊娠期糖尿病患者最好自备血糖仪和试纸，学会自测血糖。每天测5次血糖（清晨一次，睡觉前一次，三餐后2小时各一次），监测一周，并且将监测结果记录下来。根据监测结果，调整饮食。比如发现食用面食后血糖会升得很高，那么正餐就应尽量食用粗粮或米饭，以代替面食，进而控制血糖。有些患者喜欢晚上加餐吃水果，导致睡觉前血糖高，如果能减少水果的食用量，也有助于使血糖下降。

妊娠期糖尿病患者如果准备二次怀孕，也一定要重视对糖尿病的预防。根据美国糖尿病协会的最新研究显示，首次怀孕患妊娠期糖尿病的女性在第二次或者第三次怀孕时再次罹患妊娠期糖尿病的风险将会增加，妊娠期糖尿病的患病风险随怀孕次数增加而增加。因此，建议有妊娠期糖尿病病史的女性应在产后6周内进行2型糖尿病筛查。

运动、用药要谨慎

妊娠期糖尿病患者也要重视运动，每日运动两次，每次10～20分钟，可选择轻、中度运动，如散步、广播操等，注意监测胎心率和宫缩情况。对既往有高血压、心血管并发症、增殖性视网膜病变、肾病者不宜运动。

如通过饮食和运动仍不能达到治疗指标，则需加用胰岛素治疗。因胰岛素不易通过胎盘，故对胎儿较安全。对于口服降糖药，中华医学会糖尿病学分会编制的《中国2型糖尿病防治指南（2020年版）》推荐使用二甲双胍。除二甲双胍外，其他口服降糖药均不推荐应用于孕期。

第 12 招

低龄糖尿病控制体重

年轻的糖尿病患者中，有很大一部分是因肥胖引起的，这与营养过剩、缺乏体育锻炼有很大关系。

儿童和青少年患糖尿病多因肥胖而起

以往，青少年及儿童患糖尿病的类型主要是1型糖尿病，但现在2型糖尿病患者也越来越年轻化。

糖尿病的年轻患者中，有很大一部分是肥胖引起的，这与营养过剩、缺乏运动有很大关系。

一般来说，经常摄入高脂肪、高蛋白的食物会增加糖尿病患病风险，像汉堡、炸鸡等快餐以及其他一些高油脂的食物等都是引发糖尿病的“危险食品”。

儿童和青少年糖尿病的诊断标准与成人的标准一致。儿童和青少年患糖尿病除了与生活方式有关，还与家族遗传、出生时的体重、母亲妊娠期间的血糖情况等诸多因素有关。

从目前的情况来看，家长对儿童和青少年糖尿病的关注度远远不够。很多家长不认为自己的孩子会患上此病，所以也就不去关注孩子的血糖情况。患者自身由于对疾病的了解不足，又有自卑心理，在同学面前不好意思服药或使用胰岛素，更容易导致血糖控制不佳。

儿童和青少年1型糖尿病和2型糖尿病的鉴别要点

	1型糖尿病	2型糖尿病
起病	急性起病，症状明显	缓慢起病，常无症状
临床特点	体重下降 多尿 烦渴、多饮	肥胖 较强的2型糖尿病家族史 种族性—高发病率族群 黑棘皮病 多囊卵巢综合征（女性）
酮症	常见	不常见
血清C肽化验	低/缺乏	正常/升高
抗体检测	胰岛细胞抗体（ICA）阳性 谷氨酸脱羧酶抗体阳性 ICA512阳性	胰岛细胞抗体阴性 谷氨酸脱羧酶抗体阴性 ICA512阴性
治疗方式	胰岛素	生活方式、口服降糖药或胰岛素
相关的自身免疫性疾病	有	无

父母患有糖尿病是否会遗传给孩子

据有关研究显示，糖尿病患者一级家属的糖尿病累积发病率为3.76%，而正常人一级家属的糖尿病累积发病率仅为1.1%，因此糖尿病患者的子女应注意加强早期预防。

当然，妻子得了糖尿病，不会因为做家务、做饭就把疾病传染给丈夫和孩子，奶奶也不会因为带孙子就把糖尿病传染给孙子。大量的流行病学资料显示，环境因素是发生糖尿病的重要因素，其中生活方式、饮食习惯、运动习惯、性格等都与糖尿病的发生有关。从这个意义上说，父母与孩子长期生活在一起，彼此间互相影响，有趋于一致的饮食、运动和生活习惯，一方患上糖尿病，另一方患上糖尿病的概率可能也会增加。

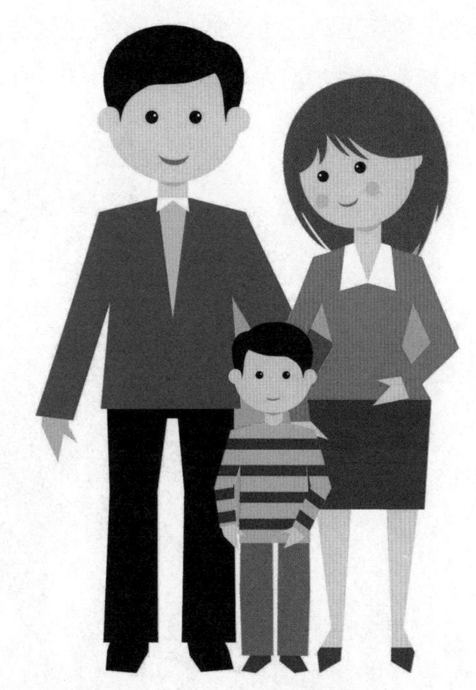

糖尿病患者的子女要注意早期预防

因此，家庭成员中如果出现了糖尿病患者，除了患者本人外，其他家庭成员也要引起注意，建立良好的生活方式，养成健康习惯，保持营养全面充分，控制体重，防止肥胖，加强体育运动，不吸烟，不饮酒等。要经常检测血糖及尿糖，一旦发现异常，要及时给予治疗。

合理膳食+有氧运动是青少年控糖的最佳路径

儿童和青少年患上糖尿病后，治疗重点是心理治疗以及教育、配合降糖药物，再加上合理的饮食结构、适量的运动以及做好血糖监测与复查，同时还要预防低血糖的发生。

通过合理的膳食配方和有效的有氧运动处方来保证机体能量代谢平衡是预防和改善2型糖尿病的基本手段。

通过有氧运动能够改善运动者的机体代谢水平并能增强机体组织的胰岛素敏感性。长期运动还可降低血脂，增加脂肪的消耗，减轻肥胖，提高心肺功能，增强体质，并赋予患者健康良好的自我感受。

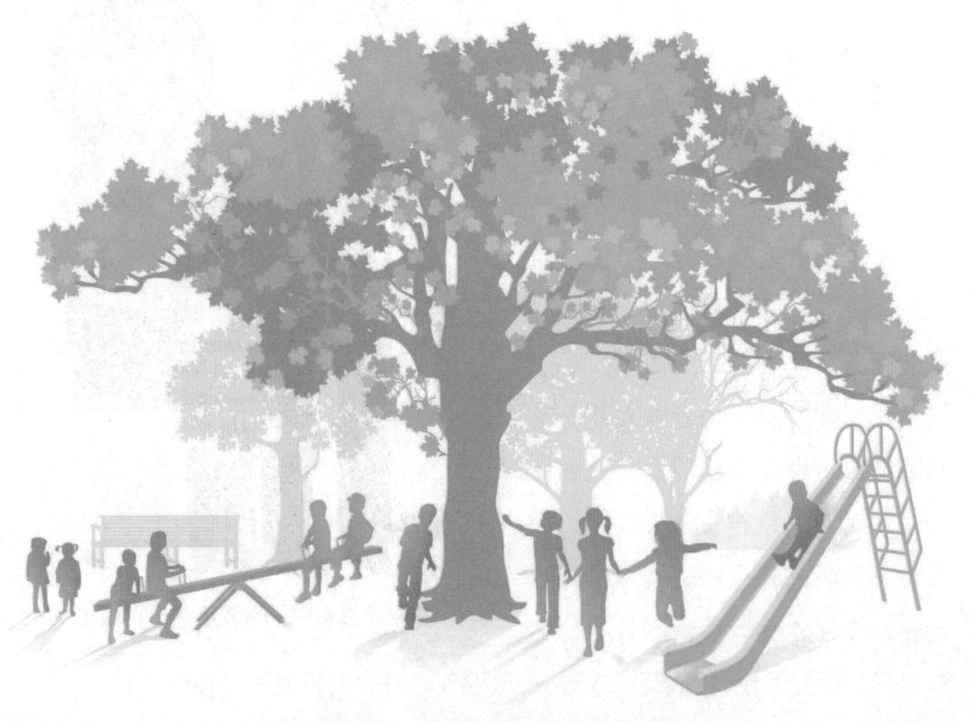

有氧运动是防治和改善糖尿病的有效手段

儿童和青少年糖尿病的治疗方案

糖尿病类型	治疗方案
1型糖尿病	1.胰岛素治疗，需要终身依赖外源性胰岛素替代治疗 2.饮食治疗： 控制总热量的同时，保证正常生长需要 定时定量，少食多餐 均衡膳食，保证足够营养 3.适度运动，从个体出发，循序渐进，选择强度适当的运动 4.重视心理治疗和教育 5.自我监测血糖，定期医院复查
2型糖尿病	1.饮食治疗，控制饮食维持正常体重，避免肥胖，在避免低血糖的前提下，空腹血糖小于7.0mmol/L，糖化血红蛋白控制在7.0%以下 2.加强运动，减轻体重，增强胰岛素的敏感性 3.若饮食和运动依旧不能控制血糖，可口服降糖药或胰岛素 4.自我监测血糖，定期医院随访

儿童和青少年的饮食原则

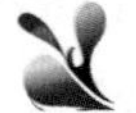

三餐合理，规律进餐

儿童和青少年应做到一日三餐搭配合理，包括适量的谷薯类、蔬菜、水果、禽畜鱼蛋、豆类坚果，以及充足的奶制品。三餐定时定量，两餐间隔4～6小时为宜。早餐提供的能量应占全天总能量的25%～30%、午餐占30%～40%、晚餐占30%～35%。不要用糕点、甜食或零食代替正餐。做到清淡饮食，少吃高盐、高糖和高脂肪的快餐。

合理选择零食，少喝含糖饮料

零食是指一日三餐以外吃的所有食物和饮料，不包括水，可选择卫生、营养丰富的食物作为零食，如水果和能生吃的新鲜蔬菜、奶制品、大豆及其制品或坚果。油炸、高盐或高糖的食品不宜做零食。要保障充足饮水，每天800～1400ml，首选白开水，不喝或少喝含糖饮料，更不宜饮酒。

保持适宜体重增长

营养不良的儿童，要在吃饱的基础上，增加鱼禽蛋肉或豆制品等富含优质蛋白质食物的摄入。对于已经超重或肥胖者，应在保证体重合理增长的基础上，控制总能量摄入，逐步增加运动频率和运动强度。

运动前准备好食物和水

对于患有2型糖尿病的儿童和青少年来说，加强运动、控制体重非常有利于血糖管理，甚至单凭运动就可以使他的血糖基本达标。儿童和青少年要增加户外活动时间，做到每天累计至少60分钟中等强度以上的身体活动，其中每周至少3次高强度的身体活动（包括抗阻力运动和骨质增强型运动）。看电视或使用电脑的时间每天不超过2小时，越少越好。

不过，需要提醒家长的是，儿童和青少年糖尿病患者运动之后容易出现低血糖，所以在运动之前要帮孩子准备一些食物（面包、饼干类）和水，运动中及运动后及时补充，预防出现严重的低血糖。

无论多忙，早餐不能省

一日之计在于晨，健康的早餐是保证一天工作学习的基础。但是在实际工作学习中，很多家庭不重视早餐，有的孩子甚至不吃早餐。不吃早餐的后果之一就是容易引发糖尿病，一项针对29206名美国男性进行的调查研究表明，不吃早饭会使将来罹患糖尿病的风险上升21%。

即使偶尔1天不吃早餐，也能引起急性胰岛素抵抗。如果经常不吃早餐，则可能导致更严重的代谢紊乱，如慢性胰岛素抵抗，甚至发展成2型糖尿病。

不吃早餐会造成人体的热量摄入中断，可能引起低血糖反应；另外，由于午餐和晚餐要把缺失的热量补回来，很容易进食过多，导致血糖反弹性升高，使血糖出现较大波动，进而影响全天的胰岛素调节。

还有研究发现，早餐缺失的营养，难以通过其他方式补充。因此，不论大人还是孩子，一定要养成吃早餐的习惯。无论多忙，早餐一定不能省。

糖尿病儿童能量摄入应遵循“总量控制”

已经患有糖尿病的儿童的全日摄入能量可参照计算公式拟订：总能量（kcal）=1000+年龄×系数（公式系数：70~100）（1 kcal=4.18 kJ）。公式中系数可结合年龄选择：<3岁按100，3~6岁按90，7~10岁按80，大于10岁按70，再根据糖尿病儿童的营养情况、体力活动量及应激状况等因素调整为个体化的能量推荐值。0~12个月婴儿能量摄入推荐为每天80~90 kcal/kg。

糖尿病儿童在发病早期需要补充发病前分解代谢的体重丢失，若食欲好可以摄入较高能量，但当体重恢复后应该减少摄入。

对于超重和肥胖的2型糖尿病儿童，推荐在维持健康饮食结构的前提下减少能量摄入以帮助减重（但每天不应低于800kcal）。当实际能量摄入与推荐能量摄入之间的数值存在较大差距时，应采取逐步调整的方式，使实际摄入量接近推荐摄入量。糖尿病儿童的体重变化应作为判断阶段性能量出入是否平衡的实用参考指标。

控制总能量的同时应注意保持平衡膳食，每日总能量摄入宜按如下分配：碳水化合物占50%~55%，脂肪占25%~35%，蛋白质占15%~20%。

第 13 招

警惕急性并发症

糖尿病急性并发症主要有三种：糖尿病酮症酸中毒、高血糖高渗性昏迷和糖尿病乳酸性酸中毒。这几种并发症发病快、危害大，需要及时到医院就治。

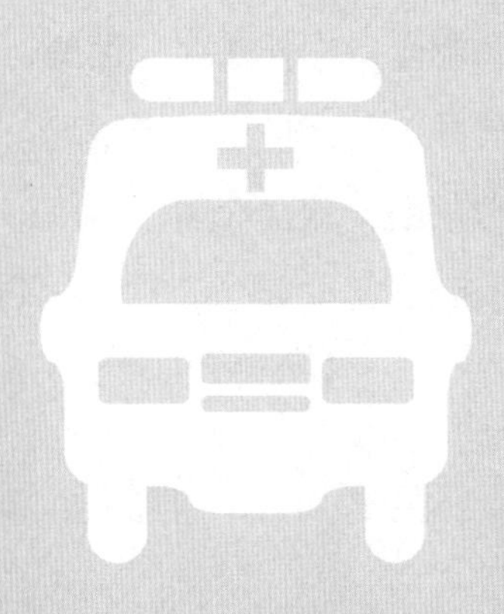

糖尿病酮症酸中毒

糖尿病的急性并发症主要有：糖尿病酮症酸中毒、乳酸性酸中毒和高渗性高血糖状态，其中糖尿病酮症酸中毒较常见，乳酸性酸中毒和高渗性高血糖状态在临床上较少见，但对患者的危害性却很大。

糖尿病酮症酸中毒是由于胰岛素不足和升糖激素不适当升高引起的糖、脂肪和蛋白质代谢严重紊乱综合征，主要临床表现为严重脱水、代谢性酸中毒（体内原发性细胞外液的碳酸氢根减少而导致血液pH < 7.35的一种酸中毒类型）、电解质紊乱及各系统和器官功能紊乱。

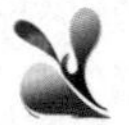

糖尿病酮症酸中毒的发病诱因及症状

糖尿病酮症酸中毒常见的发病诱因有：患者发生急性感染、胰岛素不适当减量或突然中断治疗、饮食不当、胃肠疾病、脑卒中、心肌梗死、创伤、手术、妊娠、分娩、精神刺激等。

根据严重程度，糖尿病酮症酸中毒分为轻度、中度和重度。轻度仅有酮症而无酸中毒（糖尿病酮症）；中度除酮症外，还有轻至中度酸中毒；重度是指酸中毒伴意识障碍，或虽无意识障碍，但血清碳酸氢根低于10mmol/L。

糖尿病酮症酸中毒主要表现有多尿、烦渴多饮和乏力症状加重。失代偿阶段可出现食欲减退、恶心、呕吐，常伴头痛、烦躁、嗜睡等症状，呼吸深快，呼气中有烂苹果味（丙酮气味）；病情进一步发展，出现严重失水现象，尿量减少、皮肤黏膜干燥、眼球下陷，脉快而弱，血压下降、四肢厥冷；到晚期，各种反射迟钝甚至消失，终致昏迷。

糖尿病酮症酸中毒的防治方法

对单有酮症者，仅需补充液体和胰岛素治疗，持续到酮体（脂肪酸在肝脏中的不完全氧化产物）消失。对于有糖尿病酸中毒者应按以下方法积极治疗。

胰岛素：一般采用小剂量胰岛素静脉滴注治疗方案，开始以0.1U/（kg·h），如在第一个小时内血糖下降不明显，且脱水已基本纠正，胰岛素剂量可加倍。每1～2小时测定血糖，根据血糖下降情况调整胰岛素用量。当血糖降至13.9mmol/L时，胰岛素剂量减至0.05～0.10U/（kg·h）。

补液：补液治疗能纠正失水，恢复肾灌注，有助于降低血糖和清除酮体。补液速度应先快后慢，并根据血压、心率、每小时尿量及周围循环状况决定输液量和输液速度。患者清醒后鼓励饮水。

纠正电解质紊乱和酸中毒：在开始胰岛素及补液治疗后，如果患者的尿量正常，血钾低于5.2mmol/L即可静脉补钾。治疗前已有低钾血症，尿量≥40ml/h时，在胰岛素及补液治疗的同时必须补钾。严重低钾血症（<3.3mmol/L）可危及生命，此时应立即补钾，当血钾升至3.3mmol/L时，再开始胰岛素治疗，以免发生致死性心律失常、心脏骤停和呼吸肌麻痹。血pH在6.9以下时，应考虑适当补碱，直到pH上升至7.0以上。

祛除诱因和治疗并发症，如休克、感染、心力衰竭和心律失常、脑水肿和肾衰竭等。

预防糖尿病酮症酸中毒要保持良好的血糖控制，预防和及时治疗感染及其他诱因，患者及家属应增强对糖尿病酮症酸中毒的认识，有利于本病的早期诊断和治疗。

高渗性高血糖状态

高渗性高血糖状态是糖尿病的严重急性并发症之一，临床以严重高血糖而无明显酮症酸中毒、血浆渗透压显著升高、脱水和意识障碍为特征。该病的发病群体多见于老年2型糖尿病患者及少数1型糖尿病患者。

常见临床症状

高渗性高血糖状态的发病原因是在体内胰岛素相对不足的情况下，出现了引起血糖急剧升高的因素，其起病隐匿，一般从开始发病到出现意识障碍需要1~2周，偶尔急性起病。临床上常先出现口渴、多尿和乏力等糖尿病症状，或原有症状进一步加重，多食不明显，有时甚至表现为厌食。病情逐渐加重后会出现典型症状，主要表现为脱水和神经系统两组症状和体征。严重者可出现精神症状，如淡漠、嗜睡等，更甚者会出现幻觉、上肢拍击样粗震颤、癫痫样发作、偏瘫、偏盲、失语、视觉障碍、昏迷等。

积极预防非常重要

医院对高渗性高血糖状态的治疗手段主要包括积极补液，纠正脱水；小剂量胰岛素静脉输注以控制血糖，缓解高血糖危象。如果患者存在缺钾，还需要补钾治疗。

由于糖尿病高渗性昏迷即使诊断及时，治疗积极，死亡率仍很高，因此积极预防极为重要。具体措施有以下几项。

1.早期发现与严格控制血糖水平。

2.防治各种感染、应激、高热、胃肠失水、灼伤等情况，以免发生高渗状态。

3.注意避免使用使血糖升高的药物，如利尿剂、糖皮质激素、普萘洛尔等，注意各种脱水疗法、高营养流质、腹膜及血液透析时引起失水。

糖尿病乳酸性酸中毒

发生率低，危害性大

乳酸是人体内的一种强有机酸，可完全离子化。乳酸升高不外乎乳酸生成增多和（或）乳酸利用减少。糖尿病乳酸性酸中毒主要是体内无氧酵解的糖代谢产物——乳酸大量堆积，导致高乳酸血症，进一步出现血液pH降低。糖尿病合并乳酸性酸中毒的发生率较低，但死亡率很高。大多发生于伴有肝、肾功能不全或慢性心肺功能不全等缺氧性疾病患者。

糖尿病患者在使用双胍类降糖药，并发感染，器官功能异常等其他情况时能够增加其发生乳酸性酸中毒的风险。

糖尿病乳酸性酸中毒的临床表现为：疲乏无力、厌食、恶心或呕吐、呼吸深大、嗜睡等。大多数患者有服用双胍类药物史。

实验室检查会发现明显酸中毒，但血、尿酮体不升高，血乳酸水平升高。

一旦发病，要积极抢救

一旦出现糖尿病乳酸性酸中毒要积极抢救，治疗包括补液，扩容，纠正脱水和休克。补碱应尽早且充分。必要时透析治疗，祛除诱发因素。

预防糖尿病乳酸性酸中毒要严格掌握双胍类药物的适应证，尤其是苯乙双胍，对伴有肝、肾功能不全，慢性缺氧性心肺疾病及一般情况差的患者忌用双胍类降糖药。

二甲双胍引起乳酸性酸中毒的发生率大大低于苯乙双胍，因此建议需用双胍类药物治疗的患者尽可能选用二甲双胍。使用双胍类药物患者在遇到危重急症时，应暂停用药，改用胰岛素治疗。

低血糖比高血糖的危害更严重

低血糖也属于糖尿病并发症的一种，表现为接受药物治疗的糖尿病患者的血糖水平低于3.9mmol/L（非糖尿病患者低血糖症的诊断标准为血糖<2.8mmol/L）。

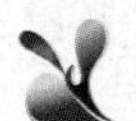

低血糖危害大

低血糖的危害有时候比高血糖更严重。低血糖的临床表现与血糖水平以及血糖下降速度有关，可表现为心悸、焦虑、出汗、头晕、手抖、饥饿感等，也可出现神态改变、认知障碍、抽搐和昏迷。

部分患者在多次发生低血糖症后，会出现无警觉性低血糖症：无心慌、出汗、饥饿感等先兆，直接进入昏迷状态，持续时间长（一般>6小时）且症状严重者可能导致脑死亡。

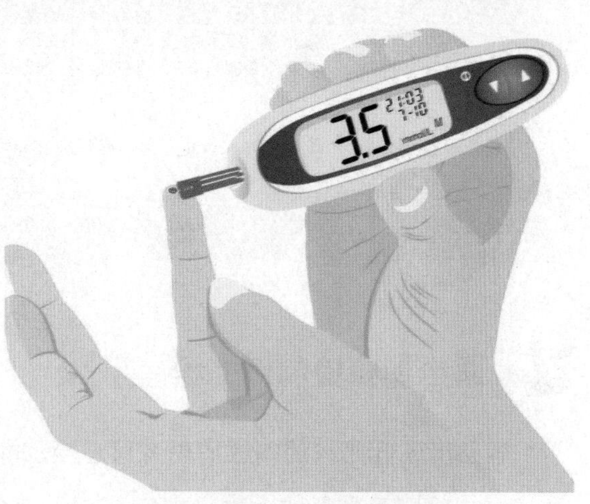

出现低血糖症状时切勿大意

因此，当患者怀疑出现低血糖时，要立即测定血糖水平，以明确诊断；当无法测定血糖时，可暂时按照低血糖处理。意识清楚者可口服15～20g糖类食品，对于意识障碍者要及时送入医院治疗。

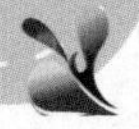

一些降糖药也容易引发低血糖

健康人发生低血糖的原因常见的有不当的饮食和运动以及营养不良等，比如摄入碳水化合物不足、空腹喝酒、运动过量等；糖尿病患者容易发生低血糖的原因除了上面的情况外，一些降糖药物也会引发低血糖症状。可引起低血糖的降糖药物有胰岛素、磺脲类和非磺脲类胰岛素促泌剂。其他种类的降糖药单独使用时一般不会导致低血糖，但与其他降糖药、胰岛素或胰岛素促泌剂合用时有可能增加低血糖的发生风险。因此，在初次使用胰岛素及胰岛素促泌剂时，应从小剂量开始，并做好血糖监测。若有不适，要及时就医。

当患者的血糖≤3.9mmol/L，就需要补充葡萄糖或含糖食物。严重的低血糖需要根据患者的意识和血糖情况给予相应的治疗和监护。老年糖尿病患者应当定期监测血糖，并根据进食情况，及时调整降糖药物；或随身携带一些糖块或饼干，当自觉有低血糖反应时，可先进食这些食物以改善症状。

低血糖分级

种类	临床症状
3级低血糖	需旁人帮助，常有意识障碍，低血糖纠正后神经系统症状明显改善或消失
2级低血糖	血糖＜3.0mmol/L，且有低血糖症状（饥饿、心悸、出汗等）
1级低血糖	血糖＜3.9mmol/L且≥3.0mmol/L但无低血糖症状

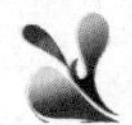

适当加餐控制低血糖

容易出现低血糖的糖尿病患者可适当加餐，将平时一日3餐调整为每日进餐5～6次，将同等重量的食物分成5～6份，既保证了一天总摄入量不变，又不会让一餐摄入过多，使血糖升高。

夜间血糖偏低的患者，可以在临睡前进食少量牛奶、饼干或水果以预防夜间低血糖发生。由于酒精能直接导致低血糖，所以要避免酗酒和空腹饮酒。

第 14 招

预防心脑血管病

糖尿病是心脑血管疾病的独立危险因素。有研究显示，与非糖尿病人群相比，糖尿病患者发生心脑血管疾病的风险增加2～4倍。另外，糖尿病患者还经常伴有高血压、血脂紊乱等，这更增加了心脑血管疾病的发生概率。

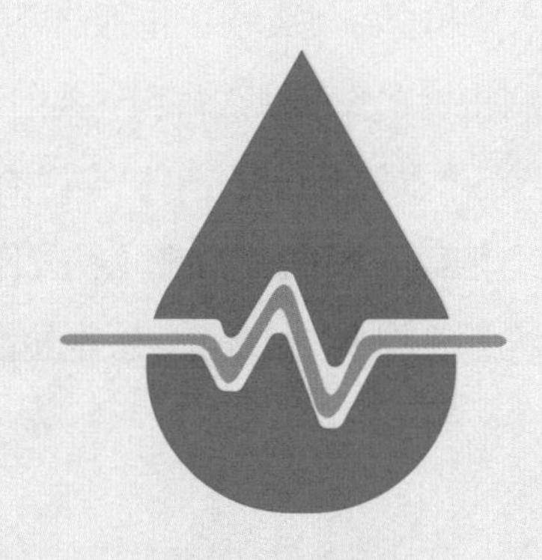

给心脑血管疾病设置“防火墙”

糖尿病患者易发的心脑血管疾病包括脑卒中、冠心病及外周动脉疾病。一级预防是指预防糖尿病患者发生动脉粥样硬化性脑心血管疾病；二级预防是防止已发生的临床动脉粥样硬化性脑心血管疾病的事件再发、降低致残率和病死率，并改善患者的生存质量。由中华医学会内分泌学分会编制的《中国成人2型糖尿病患者动脉粥样硬化性脑心血管疾病分级预防指南》建议，糖尿病患者应采取二级预防措施应对心脑血管疾病。

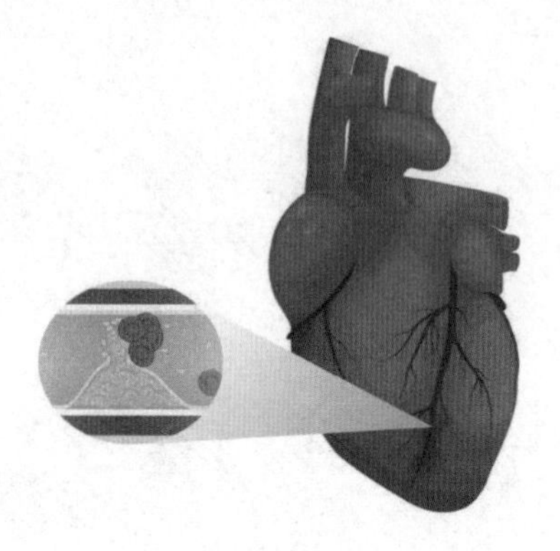
心血管疾病

心脑血管疾病的一级预防和二级预防措施均包括生活方式以及血糖、血压和血脂的控制。

建立健康的生活方式，不让疾病从口而入

上述指南建议所有糖尿病患者不要吸烟或使用烟草产品。尼古丁是烟草成瘾的罪魁祸首，它除了让人体产生依赖之外，还可引起血小板黏性增高，血管内皮细胞受损，并使痉挛或硬化的冠脉血管内血液循环减慢，促进血管内凝血，导致冠脉血栓形成。而烟雾中的一氧化碳进入血液后，会减少心脏和身体其他部位的含氧量，导致心肌缺血、缺氧，引发心绞痛，甚至诱发心肌梗死。

改变高脂肪、高热量的饮食结构，保持合理体重，将身体质量指数保持在18.5～23.9。多吃蔬菜、水果和全谷类食物，包括低乳制品、家禽、鱼、豆类、非热带菜籽油和坚果，限制甜食、含蔗糖饮料和红肉的摄入。

食物中的某些脂肪更容易增加冠心病发作和脑卒中的危险：饱和脂肪和反式脂肪可升高人体血液中的“坏”胆固醇水平，增加冠心病发作的危险。尽量减少这些脂肪的摄入。多不饱和脂肪酸危险性较小，但是可导致体重增加，摄入量也应适度。

要减少食盐的摄入，无肾病患者的食盐摄入量每天不超过5g，如果能进一步将食盐摄入量降低，可获得更大程度的血压下降。

对于饮酒者，酒精摄入量男性不超过25g/d，女性不超过15g/d。

建议每周进行≥150分钟中等强度的活动，运动时有氧运动和抗阻运动结合进行，日常要减少静坐时间，特别要避免长时间静坐（>90分钟）。

控制血压、血糖和血脂

糖尿病患者往往伴有高血压，高血压是诱发脑卒中、心肌梗死的主要因素。研究发现，降压治疗可使脑卒中风险降低35%~40%，使心肌梗死风险降低20%~25%。

糖尿病伴有高血压者，应加强血压的管理，可购买家庭血压计定期测量血压，并采取降压治疗。一般来说，收缩压的控制目标应该<140mmHg，对于年轻患者或合并有蛋白尿（尿白蛋白肌酐比≥30mg/g）的患者要求更为严格，应该<130mmHg；老年（年龄>65岁）患者在安全的前提下，收缩压尽量控制在<150mmHg。舒张压应该控制在<90mmHg，年轻患者应<80mmHg。

血压明确≥140/90mmHg时，除接受生活方式干预外，还应立即接受药物治疗，并及时调整药物剂量使血压达标。糖尿病伴高血压患者的降压药物治疗应首选血管紧张素转化酶抑制剂（ACEI）或血管紧张素受体拮抗剂（ARB）。如果一类药物不能耐受，应该用另一类药物代替。不推荐上述两类药合用。联用多种药物时，应在血管紧张素转化酶抑制剂或血管紧张素受体拮抗剂的基础上加用中小剂量利尿剂（如相当于噻嗪类利尿剂12.5~25mg），或钙通道阻滞剂（CCB）等。

除了血压外，血脂的管理也很重要。对于无其他心血管危险因素且无靶器官损害者，低密度脂蛋白胆固醇（LDL-C）目标值<2.6mmol/L；2型糖尿病患者年龄>40岁，或合并糖尿病肾脏疾病时，即使LDL-C已达标也应给予中等强度他汀治疗（相当于阿托伐他汀10~20mg）。

对甘油三酯水平升高（TG≥2.3mmol/L）（或）HDL -C降低（男性<

1.0mmol/L，女性< 1.3mmol/L）的患者，应强化生活方式管理和优化血糖控制。对空腹甘油三酯≥5.7mmol/L的患者，评估继发性原因并首先考虑β类药物治疗以减少胰腺炎的风险。

血糖方面要注意定期检测糖化血红蛋白，对多数非妊娠成人糖化血红蛋白的控制目标是< 7.0%。年龄< 65岁、糖尿病病程较短、预期寿命较长（> 15年），且降糖治疗无明显低血糖及超重肥胖患者无体重增加等其他治疗不良反应的患者，建议更严格的糖化血红蛋白目标（如< 6.5%）。

肥胖患者应进行睡眠呼吸障碍的筛查，如果被查出属于重度睡眠呼吸障碍，应接受持续气道正压通气治疗。对于高龄人群并至少合并一项其他主要危险因素（有心脑血管疾病家族史、高血压、吸烟、血脂异常或蛋白尿）者，可考虑服用阿司匹林。

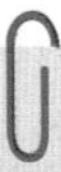

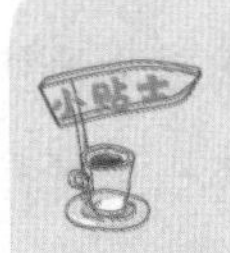

早期自我判断冠心病的方法

糖尿病合并冠心病的防治也是重在早发现，早治疗。高危人群在日常生活中更应警惕冠心病早期信号，如有以下症状，应尽早就医。

1.劳累或精神紧张时出现胸骨后或心前区闷痛，或紧缩感，可向左肩、左上臂放射，持续3～5分钟，休息后自行缓解者。

2.体力活动时出现心慌、气短、疲劳和呼吸困难者。

3.长期发作的左肩痛，经一般治疗反复不愈。

4.运动后出现头痛、牙痛、腿痛等症状者。

5.反复出现脉搏不齐，不明原因心跳过速或过缓者。

6.夜间突然感到胸闷憋气，需要抬高枕卧位才能缓解者；熟睡或噩梦时突然惊醒，并感觉胸痛、心悸、呼吸困难，坐起或站立后可缓解者。

7.饱餐、寒冷或看惊险影片时会感觉到胸痛、心悸者。

8.听到噪声便引起胸闷、心慌者。

9.性生活或用力排便时出现心慌、胸闷、气急或胸痛不适者。

第 15 招

重视高脂血症

如果说糖尿病是一只“狼”，那高脂血症就是“狈”，它们“狼狈为奸”，共同导致了心脑血管疾病的增多。

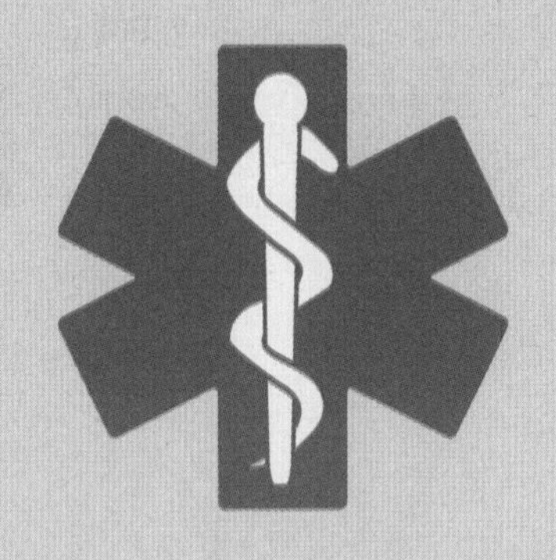

血脂是血清中的胆固醇、甘油三酯和类脂（磷脂、糖脂、固醇、类固醇）的总称，与临床密切相关的血脂主要是胆固醇和甘油三酯。

血脂异常通常指血清中胆固醇和/或甘油三酯水平升高，因为血脂不溶或微溶于水，必须与蛋白质结合以脂蛋白形式存在才能在血液中循环，所以是通过高脂蛋白血症表现出来的，统称为高脂蛋白血症，简称高脂血症。

由于血脂异常没有明显的症状，一旦发病却可能造成伤残或死亡的后果，所以有“隐形杀手”和冠心病“元凶”之称。但是，我国居民对血脂异常的重视度还远远不够，还没有意识到血脂异常的危害性，大量患有血脂异常的人未能得到及时发现，多数确诊患者的血脂控制并不理想。因此，糖尿病患者每年应至少检查一次血脂。如果已经出现血脂异常且用调脂药物治疗者，需要增加检测次数。

要重视低密度胆固醇偏高

血脂包含胆固醇、甘油三酯、脂蛋白等不同成分。其中，胆固醇包括低密度脂蛋白胆固醇（俗称“坏”胆固醇)和高密度脂蛋白胆固醇（俗称“好”胆固醇）。“坏”胆固醇升高是心肌梗死的“元凶”，是脑血栓的“帮凶”。

糖尿病合并血脂异常主要表现为甘油三酯升高，高密度脂蛋白降低，低密度脂蛋白升高或正常。调脂治疗可以显著降低糖尿病患者发生心脑血管疾病的危险。在进行调脂治疗时，糖尿病患者应将降低低密度脂蛋白胆固醇作为

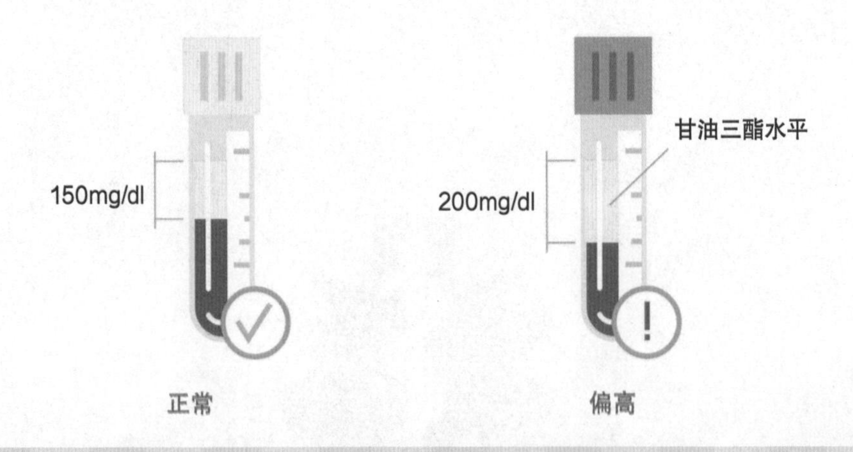

首要目标。

血脂异常的防治就是要保持血中较低的“坏”胆固醇和甘油三酯水平，保持较高的“好”胆固醇水平。血脂异常的首要治疗目标是降低“坏”胆固醇。

高血脂很少出现症状或警报信号。当血脂非常高时，一些人会出现皮肤赘生物，称为黄色瘤。到医院让医生开一个简单的血液化验，就可以检查血脂水平。

他汀类药物能显著降低“坏”胆固醇，同时也能降低甘油三酯和轻度升高的“好”胆固醇。此外，他汀类药物还具有抗炎、保护血管内皮功能等作用，这些都与预防心肌梗死和脑血栓有关。临床研究显示，他汀类药物是降低胆固醇，预防心肌梗死和脑血栓的有效药物。

患者在服药的时候要遵医嘱，不可贸然减量，也不可随意加量。

血脂水平分层标准

分层	血脂项目mmol/L（mg/dl）			
	TC	LDC-C	HDL-C	TG
合适范围	＜5.18（200）	＜3.37（130）	≥1.04（40）	＜1.70（150）
边缘升高	5.18～6.19（200～239）	3.37～4.12（130～159）		1.70～2.25（150～199）
升高	≥6.22（240）	≥4.14（160）	≥1.55（60）	≥2.26（200）
降低			＜1.04（40）	

注：TC为血清总胆固醇；TG为甘油三酯；HDL-C为高密度脂蛋白胆固醇；LDC-C为低密度脂蛋白胆固醇。关于高脂血症的诊断标准，目前国际和国内尚无统一的方法。既往认为TC浓度＞5.18mmol/L（200mg/dl）可定为高胆固醇血症，TG浓度＞2.26mmol/L（200mg/dl）为高甘油三酯血症。各国由于所测人群不同以及所采用的测试方法的差异等因素，所制定的高脂血症诊断标准不一。但为了防治动脉粥样硬化和冠心病，合适的血浆胆固醇水平应该根据患者未来发生心脑血管疾病的风险来决定，发生风险越高，合适的血浆胆固醇水平应该越低。

饮食上要控制总热量

高血脂最常见的引发因素是不健康的饮食习惯和缺少体力活动。糖尿病合并高血脂患者要从饮食源头控制摄取总热量。在满足每日必需营养和总能量需要的基础上，当摄入饱和脂肪酸（肥肉、动物内脏）和反式脂肪酸（人造奶油，如糕点、巧克力、咖啡伴侣、速食食品等）的总量超过规定上限时，应该用不饱和脂肪酸（主要存在于植物性食品中的一种油脂）来替代。

建议每日摄入胆固醇小于300mg，摄入脂肪不应超过总能量的20%~30%。一般人群摄入饱和脂肪酸应小于总能量的10%；而高胆固醇血症者饱和脂肪酸摄入量应小于总能量的7%，反式脂肪酸摄入量应小于总能量的1%。脂肪摄入应优先选择富含 n-3 多不饱和脂肪酸的食物（如深海鱼、鱼油、植物油）。

单纯饮食控制和运动可使胆固醇降低7%~9%。即使正在服用降胆固醇药物，也应坚持健康饮食和规律运动。建议每周 5~7 天、每次进行30分钟中等强度的代谢运动。运动时心率的控制在“170-年龄”之内。

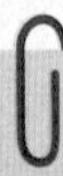

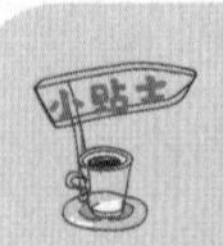

防治血脂异常饮食指南

1.控制总热量：主食每天控制在女200g、男300g，以全麦面包、燕麦、糙米、土豆、南瓜为佳，少吃点心，不吃油炸食品。

2.减少饱和脂肪酸的摄入：少吃肥肉，每天每人烹调用油<25g。

3.增加不饱和脂肪酸的摄入：每周吃2次鱼，用橄榄油或茶籽油代替其他烹调用油。

4.控制胆固醇的摄入：不吃动物内脏，蛋黄每周不超过2个，建议用脱脂奶代替全脂奶。

5.每天蔬菜500g、水果1~2个，适量豆制品。

第 16 招

稳血压

高血压与糖尿病共存者，其大血管与微血管事件风险增加4倍以上，在危险分层中属心血管极高危。

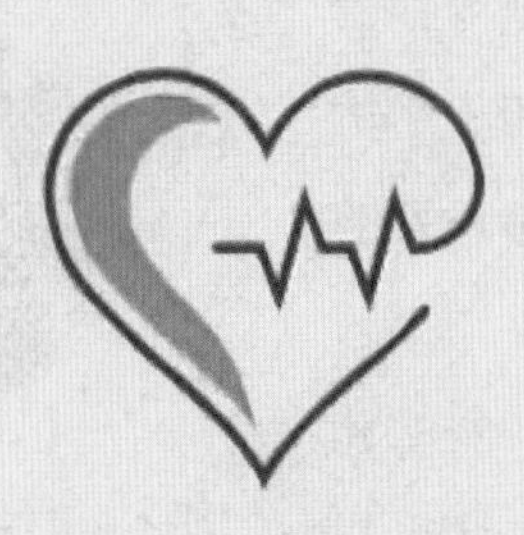

有资料显示，高血压与糖尿病往往同时存在，高血压患者伴2型糖尿病者约18%，而糖尿病伴有高血压者约60%。高血压与糖尿病共存者，其大血管与微血管事件风险增加4倍以上，在危险分层中属心血管极高危。

高血压的诊断标准是：在未使用降压药物的情况下，非同日3次诊室血压测量收缩压≥140mmHg和（或）舒张压≥90mmHg，可诊断为高血压。家庭血压测量值判断标准不同于诊室血压，家庭连续规范测量血压5～7天，若平均血压读数≥135/85mmHg可考虑诊断为高血压，建议就诊。

血压水平的定义和分级

级别	舒张压（mmHg）	/	收缩压（mmHg）
正常血压	<120	和	<80
高血压前期	120～139	和/或	80～89
高血压	≥140	和/或	≥90
1级高血压（轻度）	140～159	和/或	90～99
2级高血压（中度）	160～179	和/或	100～109
3级高血压（重度）	≥180	和/或	≥110
单纯收缩期高血压	≥140	和	<90

注：若患者的收缩压与舒张压分属不同级别时，则以较高的级别为准；单纯收缩期高血压可按照收缩压水平分为1、2、3级。

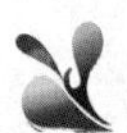

高血压使心脑血管意外风险显著增加

糖尿病一旦合并高血压，不仅会使患者心脑血管意外的风险显著增加（至少是单一高血压或糖尿病的两倍），易造成心、脑、肾、全身血管损害，严重时会发生心肌梗死、心力衰竭、肾衰竭、主动脉夹层等危及生命的临床并发症。

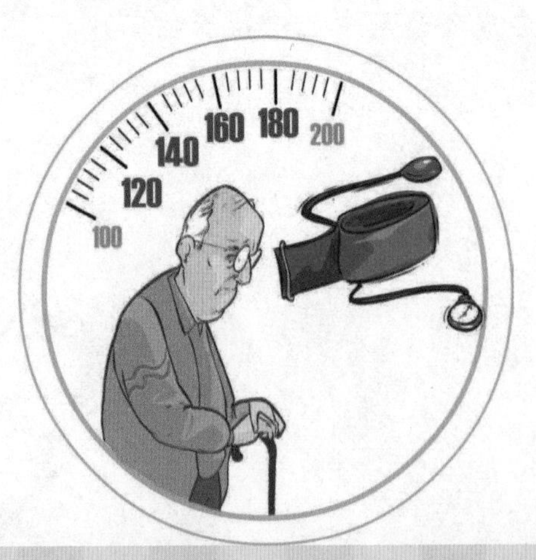

根据高血压对于脑、心、肾等重

要器官损害程度，可将高血压的严重程度分为三期。

Ⅰ期高血压：高血压患者临床上无任何损害脑、心、肾等重要器官的表现。

Ⅱ期高血压：高血压患者出现下列一项者：左心室肥厚或劳损、视网膜动脉出现狭窄、蛋白尿或血肌酐水平升高。

Ⅲ期高血压：高血压患者出现下列一项者：左心衰竭，肾功能衰竭，脑血管意外，视网膜出血、渗出、合并或不合并视盘水肿。

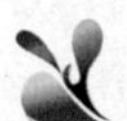

高血压来得静悄悄，早发现很重要

大多数高血压患者通常无症状，很多患者根本不知道自己的血压高，而是在体检或偶尔测血压时才发现血压高，故高血压被称为“无声杀手”。有些患者是在发生了心脏病、脑卒中、肾衰竭需要透析时才知道自己患有高血压，所以建议血压正常的成人每两年至少测量一次血压。糖尿病患者最好家里准备一台家庭血压计，经常测量血压，及早发现异常。

若有头晕、头痛、眼花、耳鸣、失眠、心悸、气促、胸闷、肥胖、睡眠打鼾、乏力、记忆力减退、肢体无力或麻痹、夜尿增多、泡沫尿等症状，则要警惕是否是血压的问题，应尽快就诊，查明原因。

糖尿病合并高血压者启动降压治疗的时机

糖尿病合并高血压患者的基线血压值（控制血压前的水平）明显影响患者的临床治疗效果，要合理启动降压药物治疗。对正常高值血压患者（收缩压130～139mmHg或舒张压80～89mmHg）可仅接受生活方式干预，包括调整膳食结构、减少钠盐摄入、戒烟限酒、纠正不良生活方式、控制体重、规律运动等，如果3个月后血压仍然不达标，则加用降压药物治疗；如果已经存在靶器官损害（如微量白蛋白尿或蛋白尿），应立即开始药物治疗。如果糖尿病患者收缩压≥140mmHg或舒张压≥90mmHg，除了生活方式管理外，要同时给予降压药物治疗。

药物治疗与非药物治疗相结合

对于高血压伴糖尿病患者的治疗原则是：要严格控制血压、血糖以延缓各种并发症的发生，提高生存率。糖尿病合并高血压发生的危险因素主要有：高盐饮食、超重或肥胖、过量饮酒、长期精神紧张、吸烟、体力活动不足等。控制危险因素，可预防或延缓高血压的发生。

高血压伴糖尿病者的血压应降至130/80mmHg以下。对已有糖尿病肾病表现者，若24小时尿蛋白＜1g，理想血压为130/80mmHg以下；若24小时尿蛋白≥1g，理想血压为120/75mmHg以下。血糖控制目标为空腹血糖应控制到5.1～6.1mmol/L，餐后2小时血糖应控制到7.0～7.8mmol/L。

治疗方法包括非药物治疗及药物治疗。非药物治疗主要是生活方式的改善，包括戒烟、限酒，合理饮食，加强体育锻炼。非药物治疗是药物治疗的基础，适用于所有患者，不可忽视。

高血压患者要在医生的指导下定时服药，平稳控制血压。有些患者不能坚持用药，有自行停药、换药的现象，这样会使血压再一次增高，甚至一些患者由此而发生心、脑、肾的并发症。因此，做好家庭自我血压监测十分必要，并应依此调整用药。如血压控制平稳，不要随意更换药物；如血压控制不理想，血压过高或波动过大，应及时去医院就诊，调整用药量和药物的种类，合理搭配使用降压药，以达到更好的降压效果。

严格限制钠盐摄入量

盐摄入量越多，血压水平越高，所以严格限盐可有效降低血压。限制钠盐的摄入是预防和治疗高血压的花费成本最小的有效措施，盐摄入量下降后血压也随之下降，脑卒中、冠心病的发病率也随之下降。中国营养学会推荐健康成人每日钠盐摄入量不宜超过5g，高血压患者应再低一点。饮食中钠钾比值与血压水平成正比，适当增加钾的摄入量而不增加钠摄入量也可取得降压效果。目前市场上出售的富钾低钠盐就是为此目的而设计生产的。

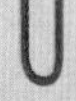

高血压患者如何安全用药

对于血压≥140/90mmHg的患者，应在非药物治疗的基础上立即开始药物治疗；伴微量白蛋白尿的患者，也应该直接使用药物治疗。首先考虑使用血管紧张素转化酶抑制剂或血管紧张素Ⅱ受体拮抗剂，对肾脏有保护作用，且有改善糖、脂代谢上的好处；当需要联合用药时，也应当以其中之一为基础。高血压合并糖尿病的患者血容量往往过多，故使用利尿剂降压效果较好，但应注意使用小剂量的利尿剂，因为使用大剂量利尿剂时可致低血钾、糖耐量降低、糖尿病加重、脂质代谢紊乱等不良反应。另外，该药与血管紧张素转换酶抑制剂联用可以增加疗效。

有些降压药不适于高血压伴糖尿病的患者使用，如β受体阻滞剂可引起血脂升高、末梢循环障碍，并可加重胰岛素抵抗，故除非合并心绞痛或心肌梗死，一般情况糖尿病患者不宜应用；α受体阻滞剂（如盐酸哌唑嗪片）对糖尿病患者降压有益处，可以降低胰岛素抵抗，提高葡萄糖耐量，轻度改善血脂，特别是对老年男性糖尿病患者可以松弛前列腺平滑肌，缓解排尿困难，但是由于其易发生首剂效应和耐药现象，所以仅适于短期使用。

限制高热量食物摄入

限制饮食的总热量摄入方面，要特别控制油脂的类型和摄入量。来自动物性食物中的饱和脂肪酸和胆固醇是导致血脂异常的确定性危险因素，需严格限制。饱和脂肪酸主要存在于肥肉和动物内脏中。常见的高胆固醇食物有动物内脏、蟹黄、鱼子、蛋黄、鱿鱼等。反式脂肪酸的主要来源为人造奶油食品，包括各类西式糕点、巧克力派、咖啡伴侣、速食食品等。不饱和脂肪酸在高温或反复加热后会形成反式脂肪酸，有害健康。

橄榄油富含单不饱和脂肪酸，对降低血胆固醇、甘油三酯和低密度脂蛋白胆固醇有益。高血压患者可适量选用橄榄油，每周3次或隔天1次即可。橄榄油可做凉拌菜，也可炒菜，应注意将烹调温度控制在150℃以下。

补充蛋白质，多吃新鲜蔬果

高血压患者在注意保证营养均衡以外，还要适量补充蛋白质。如果蛋白质摄入不足，会影响血管细胞的代谢，血管的老化就会加剧，加速高血压和动脉硬化的形成。

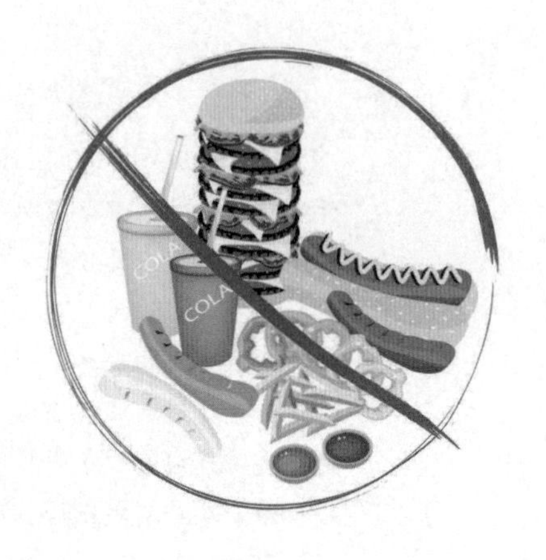

常见的富含蛋白质的食物有：牛奶、鱼类、蛋清、瘦肉、豆制品等。适量增加新鲜蔬菜和水果，有利于控制血压。建议高血压患者每天吃400～500g新鲜蔬菜，1～2个水果。对伴有糖尿病的高血压患者，在血糖控制平稳的前提下，可选择血糖指数低的水果，如苹果、猕猴桃、草莓、梨、柚子等。

控制体重

对于身体超重的患者来说，减肥有益于高血压的治疗，可明显降低患者的心血管病风险。每减少1kg体重，收缩压可降低4mmHg。对很多超重或肥胖的中老年高血压患者而言，虽然不容易达到理想体重，但只要合理降低体重，哪怕仅是小幅度的降低，都能对高血压的控制及临床后果产生益处。

适量运动

运动中的收缩压随运动强度增加而升高，中等强度运动时收缩压可比安静状态升高30～50mmHg，舒张压有轻微变化或基本维持稳定。运动可降低安静时的血压，一次10分钟以上、中低强度运动的降压效果可以维持10～22小时，长期坚持规律运动，可以增强运动带来的降压效果。安静时血压水平未能很好控制或超过180/110mmHg的患者，要暂时停止进行中度及以上强度的运动。

适宜糖尿病并发高血压患者的运动方式包括：有氧运动、力量练习、柔韧性练习、综合功能练习。其中，有氧运动是最基本的健身方式，常见运动形式

高血压患者膳食指导

能量 kcal（kJ）	食物种类和重量（g）							
	谷类	鱼禽虾肉	蛋类	奶类	豆制品	蔬菜	水果	植物油
1100（4620）	125	50	50	250	25	500	200	10
1200（5040）	140	50	50	250	25	500	200	15
1300（5460）	150	75	50	250	25	500	200	15
1400（5880）	175	75	50	250	25	500	200	20
1500（6300）	200	75	50	250	25	500	200	20
1600（6720）	200	90	50	250	25	500	200	25
1700（7140）	225	80	50	250	25	500	200	25
1800（7560）	250	100	50	250	25	500	200	25
1900（7980）	275	100	50	250	25	500	200	25
2000（8400）	300	100	50	250	25	500	200	25

注：此表适用于成年轻、中等体力活动者；全天食盐使用量控制在5g以内。

体重正常的高血压患者（$18.5kg/m^2 < BMI < 23.9\ kg/m^2$）每天能量的摄入可按照每千克体重25kcal（105kJ）~30kcal（126kJ）计算；超重和肥胖者除适当增加体力活动外，应适当减少每日的能量摄入。减少能量摄入的方法是每天比原来摄入的能量减少1260kJ（300kcal）~2100kJ（500kcal），或者女性患者能量摄入每天在1000kcal（4200kJ）~1200kcal（5040kJ），男性患者能量摄入每天在1200kcal（5040kJ）~1600kcal（6720kJ）。

以豆腐干计，其他豆制品按水分含量折算，25g豆制品=50g豆腐干=50g素什锦=65g北豆腐=210g南豆腐。

有快走、慢跑、骑自行车、秧歌舞、广播体操、有氧健身操、登山、爬楼梯。建议每周至少进行3～5次，每次30分钟以上中等强度的有氧运动，最好坚持每天都运动。

第 17 招

当心神经病变

糖尿病神经病变是最常见的慢性并发症之一，其发生风险与糖尿病的病程、血糖控制不佳等相关。

糖尿病周围神经病变

糖尿病引起的周围神经病变发病较缓慢，初期可无症状，有时可表现为双下肢麻木，伴有针刺样及烧灼样疼痛。

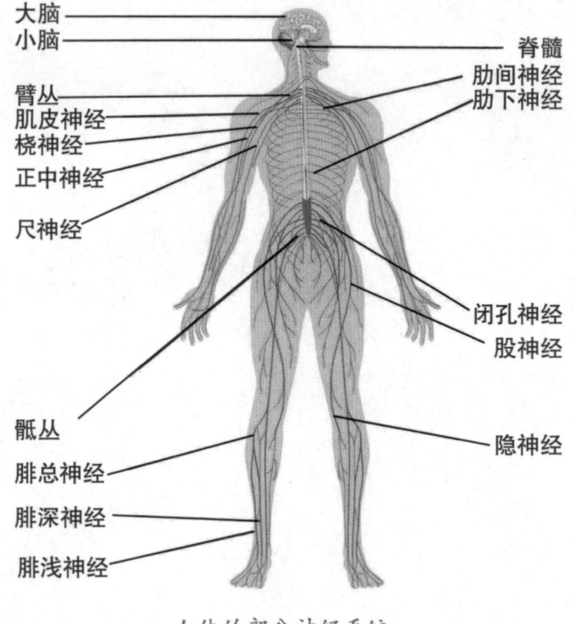

人体的部分神经系统

有的患者不仅白天疼痛，夜间也会疼痛，并且症状会加重。这是因为人在夜间睡觉时，副交感神经比较兴奋，下肢神经功能障碍导致血管缺血缺氧，进而引发下肢血管平滑肌痉挛。大多数糖尿病周围神经病变患者表现为下肢比上肢重，麻木为早期、最常见的症状。有的患者可有自发性疼痛、闪电痛或刀割样痛。

糖尿病中枢神经病变

糖尿病中枢神经病变是指大脑、小脑、脑干及脊髓的神经元及其神经纤维的损伤。糖尿病中枢神经病变是指在排除其他原因的情况下，患者出现周围神经功能障碍相关的症状和/或体征，如远端对称性多发性神经病变就是具有代表性的糖尿病神经病变。对于无症状的糖尿病神经病变，需要依靠体征筛查或神经电生理检查方可诊断。

神经病变的防治

1.控制好血糖和血压，纠正血脂异常。积极严格地控制高血糖并保持血糖稳定是预防和治疗神经病变的最重要措施。开始越早，治疗效果越明显。

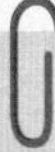

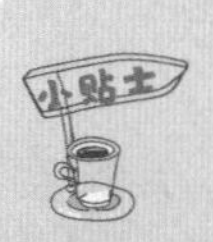

糖尿病神经病变常见临床症状

1.双侧肢体疼痛、麻木、感觉异常等。

2.近端运动神经病变：一侧下肢近端严重疼痛为多见，可与双侧远端运动神经同时受累，伴迅速进展的肌无力和肌萎缩。

3.局灶性单神经病变（或称为单神经病变）：可累及单颅神经或脊神经。颅神经损伤以上睑下垂（动眼神经）最常见，其次为面瘫（面神经）、眼球固定（外展神经）、面部疼痛（三叉神经）及听力损害（听神经）。

4.非对称性的多发局灶性神经病变：同时累及多个单神经的神经病变称为多灶性单神经病变或非对称性多神经病变。可出现麻木或疼痛。

5.多发神经根病变：最常见的为腰段多发神经根病变，主要为第2、第3和第4节腰椎的神经根病变引起的一系列单侧下肢近端麻木、疼痛等症状。

6.自主神经病变：可累及心血管、消化、呼吸、泌尿生殖等系统，还可出现体温调节、汗液分泌异常及神经内分泌障碍。

2.定期进行筛查及病情评价。所有糖尿病患者均应每年至少筛查一次神经病变；对于病程较长，或合并有眼底病变、肾病等微血管并发症的患者，应该每隔3～6个月进行复查。有典型症状者易于发现和诊断，无症状者需要通过体格检查或神经电生理检查做出诊断。在临床工作中，医生会联合应用踝反射、针刺痛觉、震动觉、压力觉、温度觉 5 项检查来筛查周围神经病变。

3.加强足部护理。罹患周围神经病变的患者都应学会并做好足部护理，以降低足部溃疡的发生。

4.对症治疗。周围神经血流减少是导致神经病变发生的一个重要因素。通过扩张血管、改善血液高凝状态和微循环，提高神经细胞的血氧供应，可有效改善患者的临床症状。具体用药的种类和剂量应遵医嘱。

出现神经病变的糖尿病患者应由康复医师进行运动应激试验，筛查心脏血管是否异常，判断是否适合进行运动治疗、确定运动强度、制订运动处方。然后在运动医学或康复医学专业人员的指导和监督下实施运动治疗。

合并自主神经病变的糖尿病患者运动时，运动耐量、最高心率会降低，且运动后的心率恢复较慢。有周围神经病变而没有急性溃疡形成的糖尿病患者可进行中等强度的负重运动。有足部损伤或开放性疮、溃疡的糖尿病患者可进行非负重的上肢运动训练。

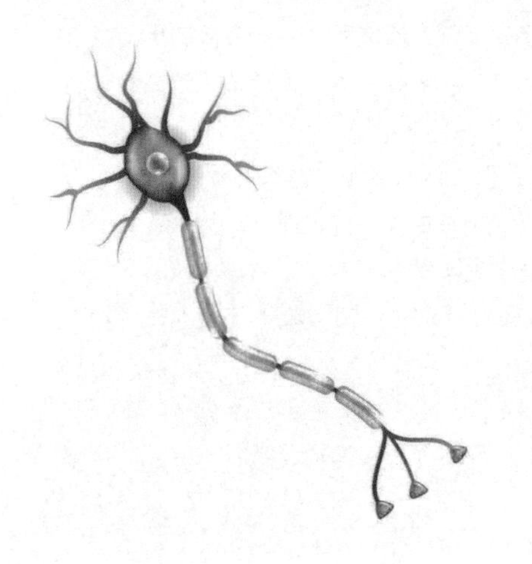

健康的神经细胞

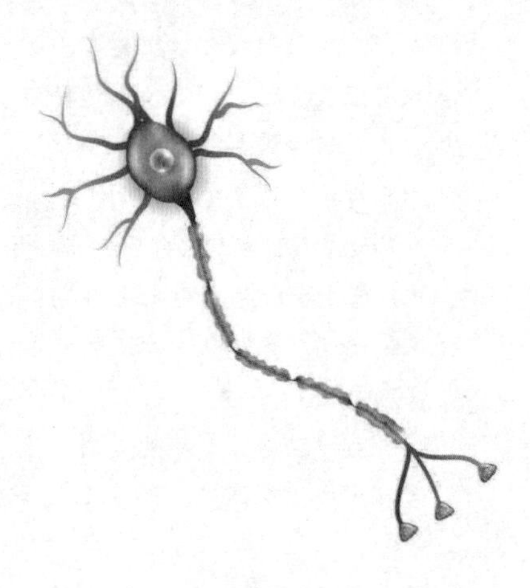

不健康的神经细胞

第 18 招

定期检查视网膜

糖尿病视网膜病变是20～74岁成人新发失明中最常见的原因。青光眼、白内障或其他眼病在糖尿病人群中也会发生得更早、更频繁。一旦发生糖尿病视网膜病变，患者会出现视力减退症状，严重者可能会失明。

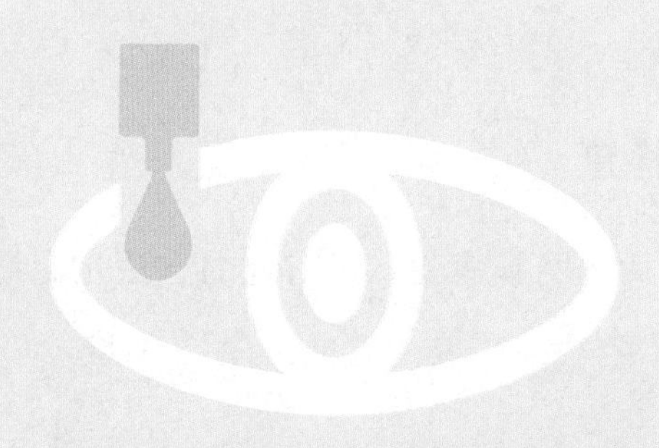

糖尿病患者失明风险高

糖尿病患者的失明率是正常人的25倍，全世界范围内导致失明最重要的原因之一就是糖尿病视网膜病变。这是因为糖尿病患者的视网膜小血管长期处于高血糖环境中，容易变得脆弱，就像有裂缝的水管，容易渗漏、出血，从而引起视网膜病变，可致视物模糊、黑影等，甚至失明。

糖尿病患者容易出现的眼部并发症有：糖尿病视网膜病变（简称“糖网病”）、眼睑感染、白内障、青光眼等。其中，增殖性糖尿病视网膜病变与糖尿病黄斑水肿是糖尿病患者致盲的首要原因，也是糖尿病患者最需关注的眼部并发症。

据统计，7%的糖尿病患者有糖尿病黄斑水肿，患糖尿病时间越长其发病风险越高。糖尿病黄斑水肿也是不断进展的，随着病变的进展，其对视力的损害加重，直至失明。但其早期可逆，如果水肿消退，视力就可以提高。

糖尿病视网膜病变国际临床分级标准

病变严重程度	散瞳眼底检查所见
无明显视网膜病变	眼底检查无异常
非增殖性视网膜病变	
轻度	仅有微动脉瘤
中度	除了微动脉瘤外，还有其他病变但比重度患者少
重度	a.4个象限每个都有20个以上的视网膜出血 b.2个以上象限有确定的静脉串珠样改变 c.1个象限有明显的视网膜内微血管异常
增殖性视网膜病变	出现以下一种或多种改变：新生血管形成、玻璃体积血或视网膜前出血

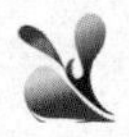

定期做眼底检查

要早期发现糖尿病视网膜病变，最有效的方法是定期做眼底检查，包括

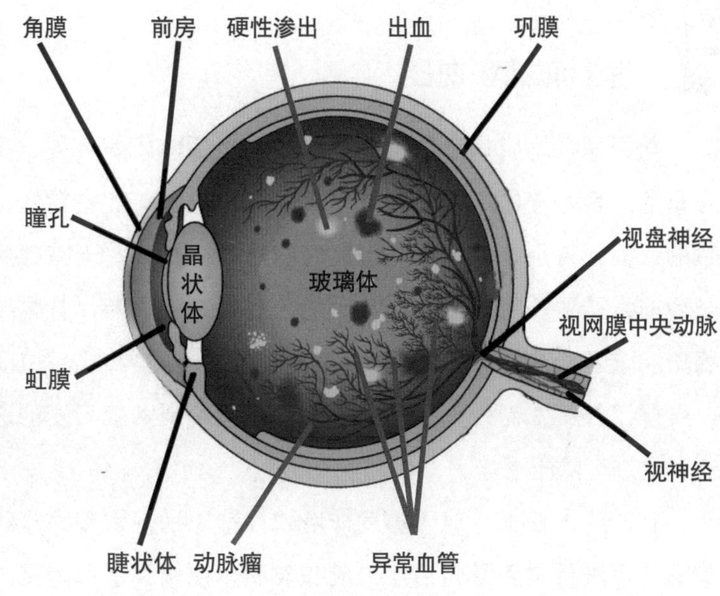

糖尿病视网膜病变

眼底镜检查和眼底照相筛查。糖尿病患者突然出现近物看不清、眼调节功能降低，提示可能有视网膜病变或白内障，如不及时控制，致盲风险很高。如果突然感觉看东西发红，提示可能有眼底出血。

新诊断的糖尿病患者必须做眼底检查，留下初始眼底资料，以后做对照；情况较好时每半年复查一次；已有病变应当每3个月复查一次；3期病变以上增加检查次数，进行激光治疗。

如有眼部异常感觉，则应缩短眼科随诊时间，如每半年或3个月复查1次。同时要严格控制血糖和血压，降低血脂，尽量延缓糖尿病视网膜病变的出现。

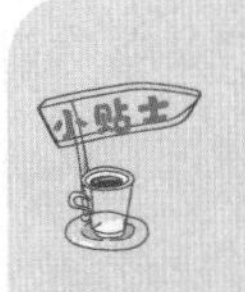

糖尿病患者出现下列症状，要及时到眼科就诊

1.视力减退，看东西模糊不清。
2.近视程度加重。
3.看东西出现重影。
4.眼前有点片状发黑的物体漂浮。
5.看东西时，眼前有闪电的感觉。
6.眼球在各个方向的运动出现障碍。
7.经常出现眼球发胀、疼痛的感觉。

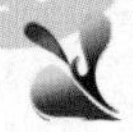

控制血糖和血压

糖尿病视网膜病变的主要危险因素包括糖尿病病程、高血糖、高血压和血脂紊乱。良好的血糖控制，可以帮助阻止视网膜病变发生，减缓增生期病变发生的进程，特别是在早期进行良好的血糖控制，对于糖尿病视网膜病变的长久预后非常重要。另外，缺乏及时的眼底筛查、吸烟、青春期发育和亚临床甲状腺功能减退也是糖尿病视网膜病变的相关危险因素，这些因素容易被忽略。

除了控制血糖外，控制血压也可以缓解视网膜病变的进展，所以患有高血压者要进行降压治疗。

在治疗方法上，对于重度非增殖性糖尿病视网膜病变和增殖性糖尿病视网膜病变可进行眼底激光治疗，或在玻璃体视网膜手术的基础上进行激光治疗。部分黄斑水肿可以考虑激素或抗新生血管药物治疗。

第 19 招

降尿酸防痛风

高血糖与高尿酸也互为影响，高尿酸容易引起身体的内皮功能障碍和抑制一氧化氮的产生，从而导致胰岛素抵抗进而发展成糖尿病。如果能降低身体的尿酸水平可改善糖尿病的病情及其他相关症状。另外，糖尿病患者的尿酸排泄功能也会降低，容易导致高尿酸血症，进而引发痛风。

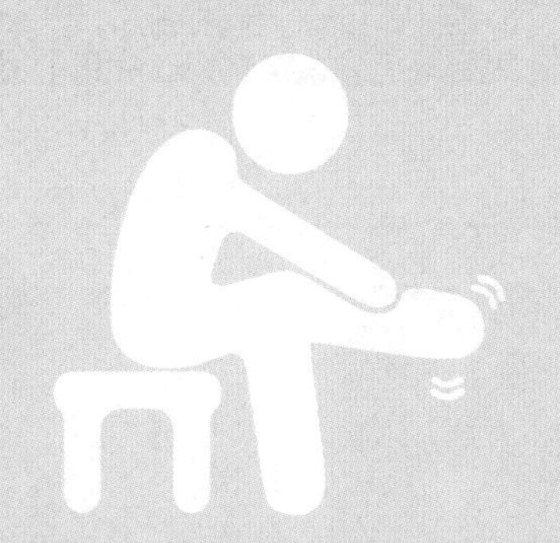

高血糖与高尿酸相互影响

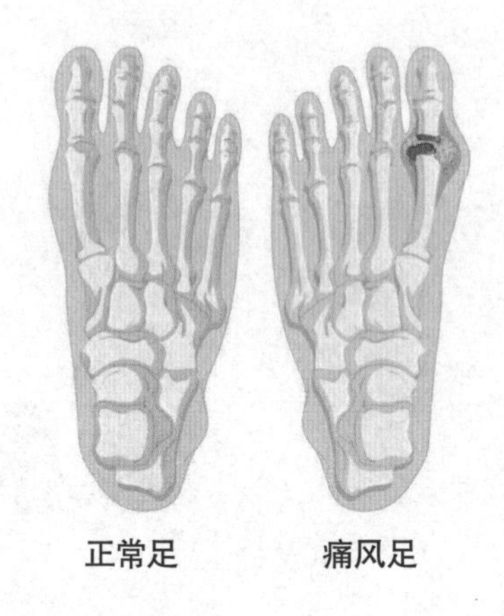

痛风是由于嘌呤代谢障碍及尿酸排泄减少，其代谢产物——尿酸在血液中积聚，因血浆尿酸浓度超过饱和限度而引起组织损伤的一组疾病。

痛风和2型糖尿病有共同的发病基础——营养过剩。当饮食结构不合理，长期大量食用高热量、高嘌呤食物，就容易导致机体内糖和嘌呤代谢紊乱，典型症状表现为血糖、血尿酸水平升高。

高血糖与高尿酸互相影响，高尿酸容易引起身体的内皮功能障碍和抑制一氧化氮的产生，导致胰岛素抵抗进而发展成糖尿病，如果能降低身体的尿酸水平可改善糖尿病的病情及其他相关症状。另外，糖尿病患者的尿酸排泄功能也会降低，容易导致高尿酸血症，进而引发痛风。因此，患者通过降低体重、减轻胰岛素抵抗等措施也能使血尿酸的水平下降。

痛风会引发让人痛不欲生的“痛”

痛风发作起病非常急，有的患者睡觉前脚趾仅出现轻微的肿痛，但到了入夜后则疼痛加剧。患者大多都有过夜间被痛醒的经历，疼痛呈刀割样、撕裂样，让人难以忍受。

高尿酸血症诊断标准

性别	血尿酸水平
男性	＞420μmol/L（7mg/dl）
女性	＞357μmol/L（6mg/dl）

注：血尿酸水平需要选择在患者食用正常嘌呤饮食的状态下，非同日两次空腹检测的血尿酸值。

痛风并不是发作一次就完事，有一半的患者会在一年内复发。所以，一旦出现痛风症状时，要给予及时治疗。如果不进行有效治疗，痛风的发作频率会增加。

在痛风患者的发病过程中，如果得不到有效治疗，会逐渐出现一种如石头一般的结节，这就是“痛风石”，也叫痛风结节。痛风石实际上是身体内的尿酸钠结晶长期沉积于软组织，引起慢性炎症及纤维组织增生形成的结节肿。这些酸性的痛风石会溶解、破坏骨关节，引起关节畸形和功能障碍。

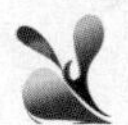

要积极进行降尿酸治疗

糖尿病合并痛风的患者，其代谢紊乱更加突出，极易出现多脏器损害和心脑血管疾病等并发症。

临床可采取如下措施减轻痛风所致的系统损害和糖尿病等疾病的出现：对明确的痛风和高尿酸血症患者，要积极进行降尿酸治疗，结合个体差异，使血尿酸控制在临床许可范围，并定期监测血尿酸、血脂和血糖水平。

在痛风急性发作期，为了缓解患者的疼痛症状，常需要服用消炎镇痛药物，一旦疼痛缓解，就应该停止用药。常用的抗炎药物主要有秋水仙碱、非甾体消炎药和糖皮质激素。目前，非甾体消炎药已取代秋水仙碱成为控制痛风急性发作的一线药物。此类药物可以在短期内迅速解除急性痛风引发的疼痛，已经逐渐成为急性痛风性关节炎消炎镇痛的主流药物。

由于痛风是高尿酸血症所引起的，在慢性痛风期，患者仍然需要服用降尿酸药物，如苯溴马隆片、丙磺舒片等。

糖尿病合并痛风患者应该这样吃

饮食是直接影响痛风发作和肾功能损害的重要因素。除了要限制含嘌呤高的食物外，对痛风肾病患者还应根据肾功能受损程度限制蛋白质的摄入量。低蛋白饮食可减慢肾小管的损伤，使尿蛋白排泄量减少。糖尿病合并痛风早期患者蛋白质摄入量控制在每日1g/kg体重，中晚期患者以每日0.6～0.8g/kg体重为宜 。

在适当限制蛋白质摄入的同时，要保证充足的能量摄入，以防止出现营养不良。

定时定量进餐，一日三餐的能量可占总能量的20%～30%、30%～35%、30%～35%。均匀分配三餐食物中的蛋白质。为保证摄取能量充足，可在三餐间增加点心，占总能量的5%～10%。

食物种类方面，平时要限制动物内脏、火锅汤、鱼汤、浓鸡汤、浓肉汁、蛤蜊、牡蛎、小鱼干、凤尾鱼、沙丁鱼等食物的摄入量，增加水、新鲜果蔬、鸡蛋、牛奶的摄入量，有利于沉积机体内的尿酸盐类溶解，有效增加尿酸的排泄量。多食用蔬菜，因其富含膳食纤维，能够控制餐后机体对血糖吸收，提高葡萄糖耐量，从而达到降低血糖与血尿酸的目的，有效预防或延缓并发症发生。

要限制米类、面类等植物蛋白质的摄入量，采用小麦淀粉（或其他淀粉）作为主食部分代替普通米类、面类，将适量的奶类、蛋类或各种肉类、大豆蛋白等优质蛋白质的食品作为蛋白质的主要来源。

糖尿病合并痛风的患者在日常一定要注意足部护理，保持足部皮肤清洁、干燥，因为临床上糖尿病患者很容易合并糖尿病足，而痛风也常累及足部第一跖趾关节，“痛风石”严重时，可能导致局部皮肤溃疡的发生，从而加大糖尿病足的发生率。

第 20 招

预防糖尿病肾病

糖尿病患者合并糖尿病肾病现已成为慢性肾脏疾病和终末期肾病的主要原因。糖尿病肾病的危险因素包括年龄、病程、血压、肥胖（尤其是腹型肥胖）、血脂、尿酸、环境污染物等。

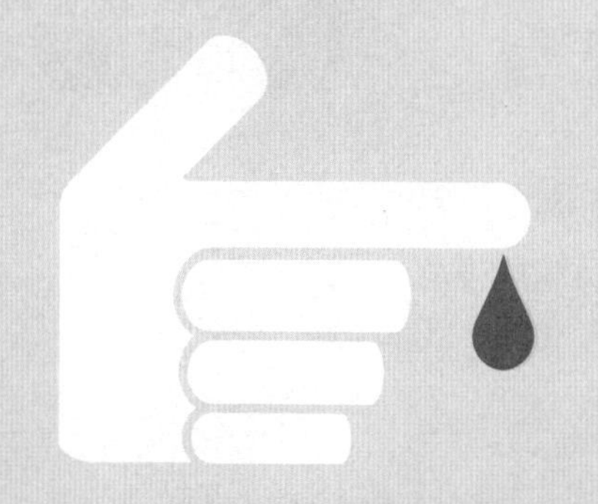

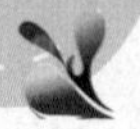

糖尿病肾病与糖尿病患病时间相关

糖尿病肾病是糖尿病患者严重的慢性并发症之一，包括各种原因引起的慢性肾脏结构和功能障碍。长期高血糖导致的肾单位及肾血管病变，是造成糖尿病患者残疾和死亡的重要原因之一。糖尿病肾病患者临床特征可表现为蛋白尿（尿中蛋白质含量超过正常范围）、高血压、贫血、水肿、渐进性肾功能减退等，发展到晚期就会出现肾衰竭的症状。

全国糖尿病慢性并发症调查结果表明，影响糖尿病肾病患病率及严重程度的因素很多，包括糖尿病病程、空腹血糖、血浆甘油三酯、血压、吸烟等因素。因此，糖尿病肾病的治疗强调以降糖和降压为基础的综合治疗。

注意控制血压

合理的降压治疗可延缓糖尿病肾病的发生和进展，>18岁的非妊娠期糖尿病患者的血压应控制在140/90mmHg以下。对伴有白蛋白尿的患者，血压应控制在130/80mmHg以下。舒张压不宜低于70mmHg，老年患者舒张压不宜低于60mmHg。

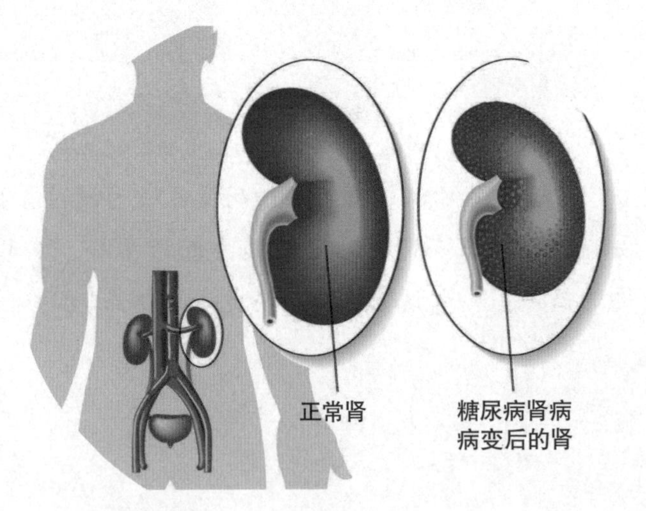

对糖尿病伴高血压且尿白蛋白/肌酐比值高于30mg/g的患者，推荐使用血管紧张素转化酶抑制剂或血管紧张素Ⅱ受体阻滞剂类降压药物治疗。因为这两类药物不但能减少心血管事件，而且还能延缓肾病进展，包括终末期肾病的发生。

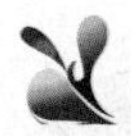

预防肾病，控血糖是关键

良好的糖尿病代谢控制对于有效预防糖尿病肾病是极为重要的措施。所以，预防或延缓糖尿病肾病的前提是一定要控制好血糖（空腹血糖 < 7mmol/L，餐后两小时血糖 < 10mmol/L，糖化血红蛋白 < 7.5%）、血压（维持 < 130/80mmHg的水平）和血脂。

此外，患者一定要重视检查，建议所有2型糖尿病患者每年至少进行一次尿蛋白/肌酐比值和eGFR（估算的肾小球滤过率）评估，以提前发现肾脏病变。日常如果发现尿液中有较多泡沫，提示可能出现了微量白蛋白尿，这是早期肾损伤的标志，应及时到医院进行进一步检查。

糖尿病肾病的防治分为三个阶段。第一阶段为糖尿病肾病的预防，对重点人群进行糖尿病筛查，发现糖耐量受损或空腹血糖受损的患者，采取改变生活方式、控制血糖等措施，预防糖尿病及糖尿病肾病的发生。

第二阶段为糖尿病肾病早期治疗，出现微量白蛋白尿的糖尿病患者，予以糖尿病肾病治疗，减少或延缓大量蛋白尿的发生。

第三阶段为预防或延缓肾功能不全的发生或进展，治疗并发症，出现肾功能不全者考虑肾脏替代。

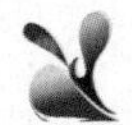

糖尿病肾病的营养处方

控制总能量和碳水化合物的摄入，合理分配糖、脂肪和蛋白质的比例。

要特别限制高蛋白的摄入。高蛋白摄入（超过总热量20%）与轻度肾损伤糖尿病患者中肾功能的下降、糖尿病合并高血压患者中微量白蛋白尿的发展相关联。因此糖尿病肾病患者应避免高蛋白饮食，严格控制蛋白质每日摄入量，不超过总热量的15%。微量白蛋白尿者的蛋白质摄入量每千克体重应控制在0.8～1.0g，显性蛋白尿者及肾功能损害者应控制在0.6～0.8g，但大量蛋白尿（ > 3g/d）患者，则要适度增加蛋白质的摄入量，每千克体重应控制在1.0～1.5g或以上，以免发生营养不良，加速肾损害进展。

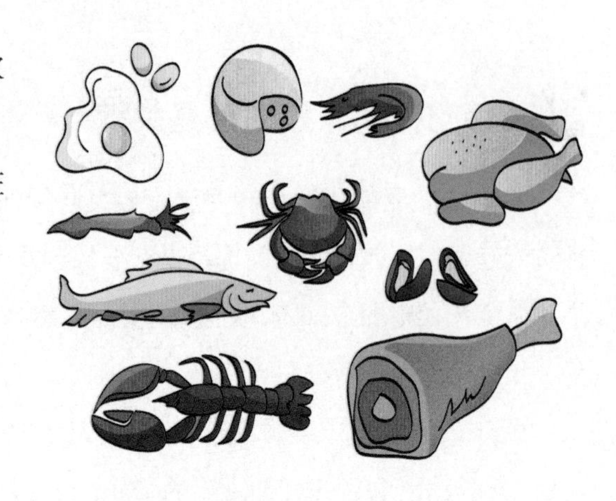
糖尿病肾病患者应避免高蛋白饮食

脂肪摄入别超量。长期高脂饮食可导致肾小球胶原纤维的增生，促进炎症的发生、发展以及全身脏器的损伤。当糖尿病并发肾病时，由于脂代谢紊乱，血脂水平升高，会加速肾动脉硬化的发生和发展，因此，必须严格控制脂肪摄入量，一般控制在每天每千克体重0.6g，占每日总热量的20%～25%（包括烹调用油和食物中所含的脂肪）或更低。尽可能选用花生油、大豆油、葵花子油及橄榄油等富含不饱和脂肪酸的植物油，但每日植物油的摄入量也应控制在50g以下。

每日钠盐摄入量3g以下。在正常人群推荐的食盐摄入量为每天不超过5g，糖尿病肾病患者的每日食盐的摄入量应更低，控制在3g以下，同时酱油也不能摄入过多，因为6ml酱油约等于1g盐的量。不但要限制烹调用盐，同时还应避免所有含盐量高的食物，如腌制品、熏干制品等。

维生素、微量元素摄入要适量。糖尿病肾病患者应注意补充水溶性维生素，如维生素C、维生素B等，尤其是有周围神经病变者应多食含B族维生素的食物。同时应多摄入牛奶等含钙丰富的食物，以防肾脏损伤时维生素D_3的合成能力减退，影响钙的吸收。根据化验结果对待含钾食物，每日尿量＞1500ml和血钾正常时，不必限制钾的摄入，可以随意选择蔬菜。高血钾时，适当限制含钾高的食物，每日低于1500～2000mg。

第21招

远离糖尿病足病

糖尿病足病是糖尿病较严重和治疗费用较高的慢性并发症之一，重者会导致截肢和死亡。糖尿病足病虽然治疗起来很困难，但预防则比较有效。

病情严重者需要截肢

糖尿病足病（也称糖尿病足）属于糖尿病严重的慢性并发症之一，病情严重者可导致截肢死亡。

目前，医学界非常重视指导患者对糖尿病足的预防，因为在糖尿病医疗花费中，约有一半是用于足部的治疗。患者发生足溃疡不仅住院时间长，治疗费用高，严重影响了自身的生活质量，而且给家庭带来沉重的经济负担。

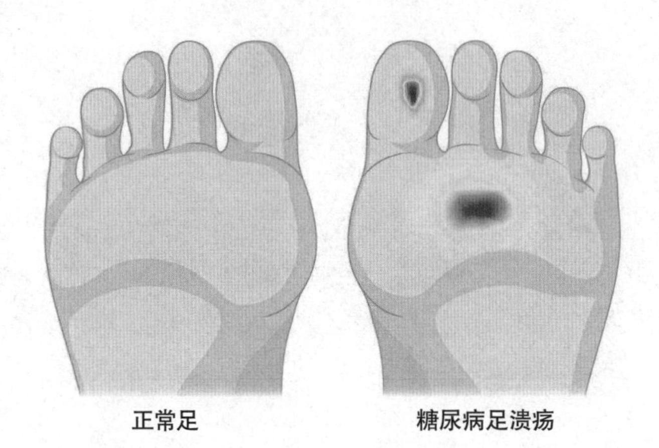

出现下列症状要当心是糖尿病足

糖尿病足的基本发病因素是神经病变、血管病变和感染。这些因素共同作用可导致足部组织的溃疡和坏疽。

糖尿病足的表现可分为神经病变表现和下肢缺血表现，前者的主要特征是患肢皮肤干而无汗，肢端刺痛、灼痛、麻木、感觉减退或缺失，呈袜套样改变，行走时的感觉就好像脚踩在棉花上；下肢缺血的表现是皮肤营养不良、肌肉萎缩，皮肤干燥弹性差，皮温下降，色素沉着，肢端动脉搏动减弱或消失。

与糖尿病足发生有关的最重要的神经病变是感觉减退的末梢神经病。由于感觉缺乏，使得糖尿病患者失去了足部的自我保护作用，足部容易受到损伤。糖尿病自主神经病变所造成的皮肤干燥、开裂和局部的动静脉短路也可以促使或加重糖尿病足的发生发展。

糖尿病足的分级评估

糖尿病足一旦确诊，临床上应该进行分级评估。目前临床上广为接受的分级方法主要是Wagner分级和Texas分级，其中Wagner分级法是目前临床及科研中应用最为广泛的分级方法。

糖尿病足Wagner分级法

分级	临床表现
0级	有发生足溃疡的危险因素，但目前无溃疡
1级	足部表浅溃疡，无感染征象，突出表现为神经性溃疡
2级	较深溃疡，常合并软组织感染，无骨髓炎或深部脓肿
3级	深部溃疡，有脓肿或骨髓炎
4级	局限性坏疽（趾、足跟或前足背），其特征为缺血性坏疽，通常合并神经病变
5级	全足坏疽

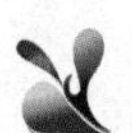

预防胜于治疗

糖尿病足可防可治，预防胜于治疗，要坚持严格控制血糖、血压和血脂，积极治疗糖尿病各种慢性并发症，这样就能预防糖尿病足的发生。

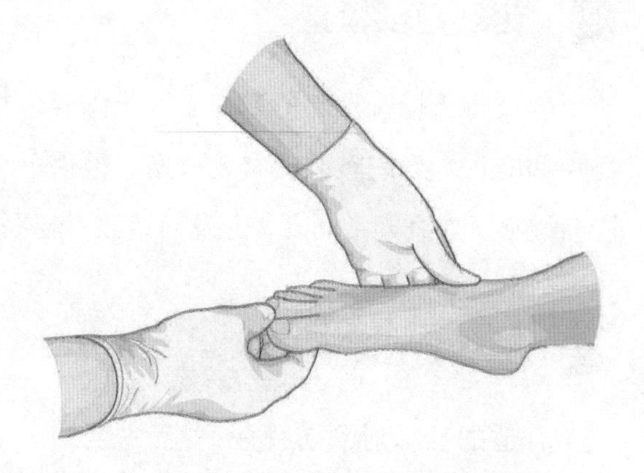

糖尿病足的发生发展主要与糖尿病足的病程和足部因素有

关，防治糖尿病足需要进行预防性检查和做好足部综合管理。糖尿病患者每年至少行足部检查一次，高危人群每次随诊或每3个月检查一次。足底有溃疡者可以每1～3周复查一次或根据病情随时就诊。

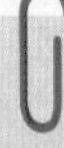

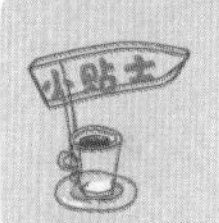

糖尿病患者足部日常护理方法

1.洗脚水的温度不超37℃，洗脚时间不超过15分钟，忌长时间泡脚。洗脚的时候可用中性香皂洗净足部。
2.洗脚后用干净柔软的毛巾将脚擦干，注意不要擦破脚趾缝间的皮肤。
3.秋冬季如果脚部皮肤干燥，可在洗脚后涂一点润滑乳液或营养霜。
4.修剪脚趾甲应在洗脚后，不要将趾甲剪得太短，尤其是甲沟两边，要修磨得光滑，趾甲游离缘要方形，而不应该是圆形或尖形，防止趾甲长进肉里造成嵌甲。
5.盛夏外出遛弯时切忌赤脚行走和赤脚穿凉鞋、拖鞋。寒冷天气忌用电热毯、热水袋等装置烘脚，以免烫伤。
6.对于患有糖尿病足的患者来说，要谨慎选择泡温泉。因为在泡温泉的时候，大多要光脚进去。稍有不慎，足部因磕碰或者摩擦出现损伤，一方面会加重糖尿病足的病情，另一方面也容易引发感染。

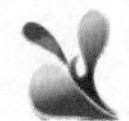

进行足部检查

养成每天检查足部的习惯。检查内容包括色泽、温度、有无鸡眼、胼胝，趾甲内陷、水疱或皲裂；有无擦伤、裂伤、抓伤及水疱等异常情况，趾缝间是否有破溃。如有异常问题，应及时请教专科医生。

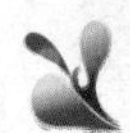

选择合适的鞋袜

合适的鞋袜对预防糖尿病患者足溃疡非常重要，最新的国际糖尿病足防治指南就明确指出：穿戴专用糖尿病鞋是预防糖尿病足发生以及治疗早期溃疡的关键手段。糖尿病患者选择鞋袜时要以舒适为主，挑选鞋尖宽大、不挤压脚趾、透气性好的平跟厚底鞋。试鞋的时间最好选在下午或傍晚时分，因为此时的脚经过将近一天时间的行走，处于最大状态。

每次穿鞋的时候要检查鞋内是否有小沙砾等异物，鞋子有破损要及时修补，以免伤及足部皮肤。

袜子应选择吸水性好，透气性好，松软暖和，浅色纯羊毛或棉制的较为合适，袜腰要松。避免穿有破洞或有补丁的袜子。袜子应每天换洗，保持清洁。

足部伤口的护理

糖尿病患者应学会正确处理足部小伤口的方法。对于小水疱、小面积擦伤，应先用中性肥皂和水彻底清洗受伤处，然后用无菌纱布包扎。避免使用碘酒等强刺激的消毒剂。也不要使用紫药水等深色消毒剂；严禁使用硬膏剂、鸡眼膏或有腐蚀性药物接触伤口，以免发生皮肤溃疡。

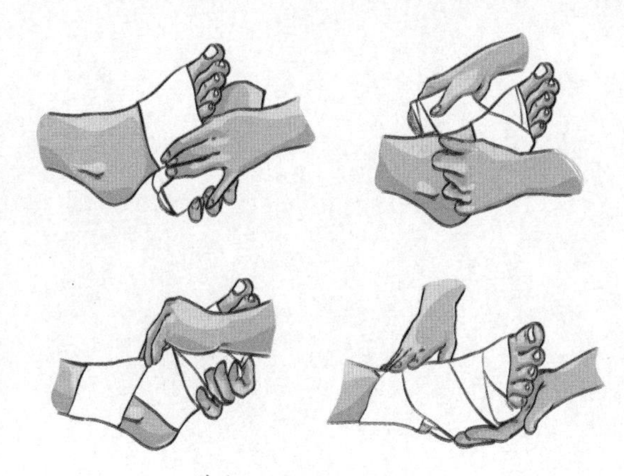

学会正确处理足部伤口

若伤口在2～3天内无愈合或者局部皮肤有瘀血、肿胀、发红、发热，应尽早就医。所有出现感染性溃疡的患者均应接受适当的抗菌药物治疗。严重感染的患者（伴有全身症状或代谢障碍）应立即住院治疗。

日常运动以健侧肢体活动为主

患者在不妨碍糖尿病足预防和治疗的同时，选择力所能及的运动方式进行活动，有利于血糖的控制。以健侧肢体活动为主，患侧肢体不要承重吃力，或以坐位和床上运动为主，站立时间不宜过长。